我不是故意的！
成人也有ADHD

專業 ADHD 醫師陪你解決各種困擾，找回穩定的生活方式

奇美醫學中心精神科醫師
黃隆正 博士

ATTENTION
DEFICIT
HYPERACTIVITY
DISORDER

| 目次 |

第一章
為什麼我老是分心，注意力不集中？

第二章

ADHD 需要治療，且效果好

第三章
做好六件事，和 ADHD 和平共處

第四章

關於成人 ADHD，所有問題一次解答！

| 推薦序 ① |

美好的日子，離自己愈來愈近

王意中心理治療所所長、臨床心理師　王意中

　　實務上，在談論 ADHD，很必然的，總是聚焦在學齡前、小學、國中、高中，以至於大學。在這些階段的孩子們，總是被父母以及老師所關注著，煩惱著，頭痛著。

　　但微妙的是，當這些孩子逐漸長大成人，卻漸漸的，被遺忘了，被忽略了。對於成人 ADHD 來說，在職場上，感情上，生活上，人際上，卻持續受到深深的困擾。不像成人自閉症、亞斯伯格症在許多的新聞媒體，以及電影、紀錄片中被提及，受關注。成人 ADHD 的議題似乎就這樣消聲匿跡了。

　　周圍的家人、朋友、主管或同事，只看見眼前 ADHD 成人在生活上的混亂、工作上的缺乏效率、時間的拖延與人際相處問題，甚至於焦慮、憂鬱或低落情緒等，卻少了一份想去了解「他們到底怎麼了」的心意？

　　成人 ADHD 的表現情非得已，卻總是遭逢他人的誤

解與異樣的眼光。這很是殘忍也殘酷，甚至於，在職場上，在成人的世界裡，就怕沒有人管你是否有 ADHD！

非常欣慰，也非常欣喜，由黃隆正醫師所著《我不是故意的！成人也有 ADHD》，讓我們有機會正視成人 ADHD 這項值得關注的議題。

這本書，讓成人 ADHD 有機會了解自己，何以走到眼前如此的景況。終於了解原來這些年，不盡如人意的表現，真的是絕非故意。透過閱讀，清楚覺察了自己，學習如何來面對、修正與調整。同時，也看見了自己的可塑性，以及美好的日子將離自己愈來愈近。如果，我們願意執行。

這本書的出現，有助於社會上，以及讀者朋友們能夠以合理的方式，來對待成人 ADHD。少了誤解，少了批評，少了指責，少了排擠，也讓當事人能夠燃起，我依然可以全心全意的做自己。雖然，生活上、工作上，依然帶來一些困擾，但深信自己會比過去過得更好。

《我不是故意的！成人也有 ADHD》不僅適合成人 ADHD、家人，以及關注這項議題的朋友們與助人工作者參考，也非常適合家中現有兒少 ADHD 的父母們閱讀，做好超前部署，讓長大後的孩子擁有更好的可能性。

| 推薦序 ② |

透過本書減少焦慮，
更願意接受治療

台灣兒童青少年精神科專科醫師、自然就好心理諮商所創辦人　陳信昭

　　多年前曾經與隆正在成大醫院精神部當過同事，後來他轉往奇美醫院任職，很早就聽聞他開設「成人注意力不足過動症」特別門診，多年來他做了許多相關的研究，並且累積了諸多臨床經驗，在冠狀病毒肆虐期間，他問我可否幫他即將出版的一本有關成人注意力不足過動症的書籍寫序，我立即答應了。

　　在優先閱讀過此書的紙本稿件之後，我覺得此書的出版必定成為注意力不足過動症成人患者的福音，因為此書至少涵蓋下列幾項優點：其一，此書內容包括疾病的介紹、藥物治療、心理治療、生活層面的安排處置，還有相關疑惑的問與答，涵括範圍相當廣泛；其二，書中有許多隆正的個人醫療處置經驗及流程，可以幫助患者理解就診過程中可能遇到的狀況，這樣有助於減少求

醫的阻礙；其三，書寫的方式淺顯易懂，一般人很容易理解，而且每一個段落都不會太長，容易分心的患者閱讀起來也不會感到太吃力；其四，書中提及患者在生活中可以努力幫助自己的方法，協助患者可以盡力與症狀和平共處，這會帶給患者希望，讓他們在面對疾病的過程中減少焦慮，並且更加願意接受治療。

我個人從事兒童青少年精神醫療快要三十年，當然，門診中也有許多兒童青少年注意力不足過動症患者在長大成人之後，仍需接受治療。在進入基層精神醫療體系之後，門診中也愈來愈常出現第一次就診的成人注意力不足過動症患者，其中有不少人是自己的孩子開始出現類似症狀之後，才開始回想自己從小時候就出現的問題，進而開始就醫治療，而這類成人的治療效果通常很滿意，而且對孩子的治療也抱持肯定態度，同時也更會持續接受治療。

隆正這本書的出版將可協助成人患者更加願意就醫，也有助於兒童青少年患者持續、穩定接受治療，可說是一舉兩得。因此，很高興有機會為大家推薦這本書。

| 推薦序 ③ |

重新理解人類的大腦

精神科醫師、作家　陳豐偉

在一百三十年前，人類科技與醫療以現在眼光來看還很原始的時代，呵護著科學幼苗的西方學者提出精神分析觀點，想要像解釋宇宙運行的物理學一樣，找出詮釋人類行為的基本理論。

一百多年來，當醫學已深入到 DNA 與表觀遺傳學，我們知道得愈多，就有愈多疑惑。基因設定我們的大腦特質，教養與環境互動改變基因的表現方式。在「神經多樣性」的光譜上，我們發現愈來愈多「特質」，很可能已經寫在大腦裡，從亞斯、過動、憂鬱、躁鬱、思覺失調、自戀、精神病態、廣泛焦慮、恐慌，人類大腦彷彿是由數不盡的「特質」加上各種天賦能力交織構成。

家世、大腦特質、機運，或許再加上「你出生的國家」，大致決定了一個人的命格。許多事情我們難以改變，但有件事情愈早做就有可能讓我們遇到更多好的機

運，這件事就是：「科學地了解自己（以及自己孩子）的大腦特質。」

為什麼現代人會有那麼多「精神疾病」？是被醫師發明的還是藥廠的陰謀？要理解這樣的問題，我們可以先回溯到鍛鍊出今日人類基因的遠古時代，從二、三十萬年前智人萌芽，到一萬年前農業剛興起的狩獵採集部落。那時的人類沒有「快樂的童年」，也沒有學校。人類小孩從牙牙學語時就得搖搖晃晃幫忙照顧弟妹，大一點就要幫忙媽媽採集果實。

再大一點呢？男孩就要跟著爸爸到遠一點的地方，殺害野獸或被野獸殺害。殺害敵人，或被敵人殺害。

部落與部落的競爭是殘酷的，輸掉的不是死亡就是流離失所，獲勝的才能把基因流傳下去。想要掌握勝利基礎的族群，基因庫裡要有各種不同人才。亞斯的固著堅持，可以用來研發、打磨石器，製作尖銳的長矛；過動、衝動特質的男孩，適合拿著長矛衝鋒；冷靜又口才便給的人則負責貿易與外交。如果一個族群絕大多數人都是同一種大腦特質，在一萬年前恐怕很難存活。

有一門學問叫做「生活史策略」（life history strategy），會以各種精神病理來分析，這樣的特質對

繁衍後代有什麼優缺點，為什麼塑造這樣特質的基因可以大量留存。我們必須以數萬年前的角度來看待這些特質，而「生活史策略」的分析常偏向男性觀點，因為遠古時代的男性如果能在年輕時就「到處播種」，自然會有利於基因流傳。那時的青少年並不需要長時間坐在椅子上唸書或打電腦，而好動、衝動、有時魯莽、喜歡冒險、有時白目多話的過動特質，在那時對一些女性可能頗具吸引力，讓他們在十幾歲就有不止一個後代。

也許過動特質會讓這些部落人民容易死於意外，例如在山崖間跳躍時掉落深谷。但沒關係，就基因角度來看，只要在死前有留下夠多的後代，那就是勝利者。

過動特質在遠古時代或許曾是優勢基因，但在二十一世紀數位時代就會帶來一些困擾。比如說，古代沒有摩托車，沒有高速奔馳的汽車，這些交通工具就常讓現代過動特質的人骨折。古代沒有那麼多繁複的SOP，沒有太複雜的人際關係，生活中需要記憶的人事物沒有那麼多，過動症在今日生活的障礙，一萬年前沒那麼嚴重。

這一萬年來，人類的生活劇烈變化，基因的演化沒辦法那麼快。一萬年前引領部落前進的過動基因，現在會妨

礙學習、影響人際關係、增加危險行為，最終導致高比率的憂鬱症與焦慮症。而歐美國家對這些兒童發展問題有相對高的診斷率與服藥率，這是基於文明世界的基本信念：「我們要盡可能讓每個孩子有公平發展的機會。」

我閱讀國外媒體，發現他們大篇幅關切「被忽略的過動女孩」、「被忽略的亞斯女孩」，也有許多「我三十九歲，診斷成人過動症」、「我四十五歲，終於診斷亞斯伯格症」的自我倡議文章。許多歐美國家會有國會議員組成的小團體長期關切這些問題。

這些論述與剖析，都是在回答這些重要問題：「你的特質是什麼？」「這社會該如何協助你這種特質的人找到生命意義，發揮最大的潛能？」

台灣社會現在關切的是 GDP、股價與房價，在有限的教育與社福經費底下，我們見不到類似國外的反思，助人者也得不到太多資源。帶有各種特質的人，也只能自助、自救。黃隆正醫師這本《我不是故意的！成人也有 ADHD》，就是很好的「自救書」。

冰島是世界上過動症診斷率與服藥率最高的國家，估計有百分之四至五的成年人診斷過動症，這說明愛好運動、喜歡大自然並不足以克服過動症。以此比例推

估，台灣「被忽略的過動成年人」可能也有百分之三以上，大約有五十萬人。這五十萬人在我們身邊，是我們的親人與朋友。要協助他們最好的方法，就是讓關於過動成年人的知識盡量變成常識，成為台灣人日常生活的一部分。推薦黃醫師這本書，就是很好的起點。

期望幫助成人 ADHD 患者，
找回生活秩序

「真的每一位精神科醫師都懂注意力缺失症嗎？」
這是我的第一位成人注意力不足過動症（Attention
Deficit Hyperactivity Disorder，簡稱 ADHD，為方便閱
讀，本書亦使用 ADHD 來說明）個案當年在「Yahoo 奇
摩知識＋」上詢問的標題。確實，當年（二〇〇四年）
我遇到二十四歲的他來求診時，也覺得有點納悶。沒
錯！他是有一些學業跟工作上的挫折所引發的情緒低
落，但進一步了解，卻發現原因是他常常無法專心，上
課唸書效率不彰，容易丟三落四，做事情少根筋。

「這些問題從小就這樣。」他說。當時我腦中浮現
了 ADHD 這個診斷，但我跟很多人一樣，以為「這不是
小孩子才有的疾病嗎？」剛考過專科醫師沒多久的我，
並沒有印象教科書中有提到成人也會有這個問題啊！然
而，當下我還是將腦部認知功能相關疾病列入鑑別診

斷，幫他安排了相關的腦部及認知功能檢查，並趕快回去搜尋新近的臨床研究文獻，找之前的老師討論，結果還真的發現，原來歐美國家已經開始提出成人 ADHD 這個疾病，而且有一定的診斷標準及治療方法。

後來，我幫那位個案確立診斷，並開始治療，他的症狀也得到一定程度的改善。只是，後來我離開原本的醫院，到另一間醫院工作，就沒有繼續幫他治療。直到有一天朋友告訴我：「嘿！有人在『Yahoo 奇摩知識＋』上面找你耶！」果然，就是我的那位 ADHD 個案。他提到說，我離開後他中斷了治療，注意力又變差了，只好去找其他醫師求診，但是卻被認為只是憂鬱症。

「你的陳述只是在誤導我走向注意力缺失症！」聽到醫師這麼說，讓這位個案頗不以為然，也很挫折，「似乎不是精神科醫師都懂 ADHD……」但他又覺得到兒童心智科求診好像怪怪的，不知如何是好。

事實上，他的敘述正是許多個案的縮影，也反映了他們的心聲。時至今日，由於網路資訊的發達，很多人會透過網路搜尋成人 ADHD 的醫療訊息，或加入網路社群討論，尋求就醫資訊；相對地，也有更多醫師投入這個領域的治療。縱然如此，十年前我開辦成人 ADHD 特

別門診時，個案還是蜂擁而至，高達三分之二是從外縣市來求診的個案，甚至有一位自香港遠道而來的個案，還有人是從非洲來竹科出差，特別抽空來看我的門診！

當這些個案前來看診時，我常會詢問他們：「為什麼會來看我的門診？」結果發現，初期的個案大部分都表示，他們是看到媒體報導我們醫院開辦特別門診的訊息，才驚覺困擾自己多年的這些問題可能就是 ADHD！其他人則是已經懷疑自己有這方面的疾病，卻不知該去何處就診。有趣的是，近期的個案常表示，他們曾前往其他精神科門診治療，但「醫師只花不到五分鐘聽我講述症狀後，就開藥了」，讓他們覺得有點不放心，「這樣的診斷準確嗎？」所以又特別過來尋求確診。

隱藏型的 ADHD 患者愈來愈多

我的門診有許多個案是小時候就有症狀，家長卻不曾帶去接受評估治療。這些之前一直沒被發現的「隱藏患者」，可能是因為以前大家比較不認識 ADHD；學校老師的容忍度較大；他們成績不錯，而被忽略潛在的問題；症狀以注意力缺失為主，而沒有明顯過動衝動症

狀；家長怕被貼標籤，而忌諱就醫等。或許他們小時候資質還不錯，加上有家長、老師從旁協助及督促，尚有一個生活上的「結構」，可以彌補他們內在執行失能的影響，能按部就班不至於混亂。

然而，**等個案進入成人期，必須承擔各種角色與責任，還要面對生活中要達成的各種任務時，需要付出的心力就會讓他們的「腦汁」不夠用，ADHD 注意力及執行功能不足的窘境就會顯現出來**。因為無法專注、過度活潑好動、容易衝動，經常引來許多批評和責備，甚至遭受不少歧視和打罵。由於壓力過大與一再受挫折，產生憂鬱、焦慮等問題。到這個時候已不得不去求診，卻往往被當成一般的憂鬱症或焦慮症治療，讓他們百般無奈。

這樣的 ADHD「隱藏患者」在我的特別門診中並不少見，還可能有更多個案尚未就診。不過，只要及時就診，大多都能開啟新人生，找到自己的目標。

雖然，我總覺得很高興有機會遇到這些可愛的患者，並幫助他們解決困擾許久的人生難題，陪伴他們通往幸福的下一站，然而，在治療過程中，我也常常感受到一些治療的限制與無奈。比如，在藥物治療方面，台灣對成人 ADHD 的藥物治療規範仍有諸多限制，像是如

果十八歲前未曾就診治療 ADHD，健保在成人階段的治療上，就不會給付長效型藥物。這項規定明顯不合理且落伍，對眾多成年後才來求診的個案，其治療權益是不利的，所以我屢次都在媒體及會議場合大聲疾呼應該要修正這種不合理規定。所幸最近健保署藥物共擬會議終於從善如流，同意修訂 ADHD 的用藥年齡擴增至六歲以上至未滿四十一歲病患，期待未來中央健康保健署可以持續修正給付規定，造福更多病患。

此外，成人 ADHD 除了藥物治療，認知行為治療及心理治療也是重要的一環。許多患者都會問：「除了藥物，還有其他的治療方式嗎？」但可惜的是，目前國內投入成人 ADHD 認知行為治療及心理治療的相關專業人員仍然不足，在門診時間有限的狀況下，我常常會建議患者先閱讀相關書籍或文章，之後回診再討論，這樣比較事半功倍。

然而我發現，當前國內寫給兒童青少年患者及家長看的 ADHD 書籍不少，但針對成人的內容卻寥寥可數，不是年代久遠就是國外翻譯的書籍。國內本土的書籍，尤其是有參考性、專業性的內容也極度缺乏，或是不好讀，難以引起患者興趣。

　　於是我想，何不自己「下海」，將自身多年投入 ADHD 的相關臨床、研究、演講、FB 粉絲專頁資料，以及閱讀經驗好好整理後，撰寫一本可以讓廣大患者（或潛在個案）及關心他們的家人、朋友等，都能受益的參考工具書呢？幸運的是，聯經出版公司「慧眼識英雄」，了解我的想法後，樂意協助出版這本書籍。

　　期待可以透過這本書，讓不了解成人 ADHD 的大眾可以有正確的了解，不再誤解他們；更重要的是，可以讓本書成為陪伴患者的「完全求生自助手冊」，讓他們幫助自己解決困擾許久的人生難題，早日找回生活的秩序，通往幸福的下一站。

MaSa 醫師　黃隆正

第 1 章

為什麼我老是分心，
注意力不集中？

ATTENTION

DEFICIT

HYPERACTIVITY

DISORDER

容易被忽略的成人 ADHD

回想一下，你是否也曾認識這樣的人：

❶ 急性子、講話快，甚至直白，也常常插嘴，打斷別人說話。

❷ 喜歡新奇刺激的事物，頗富創意，是個點子王，但常流於天馬行空，無法逐夢踏實。

❸ 生活作息不規律，也很難做時間計畫，或按照行事曆進行，常忘記約定的事。

❹ 理解力、反應力好像不差，但唸書效率不好，容易分心，花的時間比別人多，記到腦子裡的卻比較少。

❺ 意外是日常，做事容易丟三落四，房間跟環境總是一團亂，鑰匙、手機、錢包時常遺失或找不到。

通常患有「注意力不足過動症」（Attention Deficit／Hyperactivity Disorder，簡稱 ADHD）的成人都沒意識到自己有此病症，只是感覺生活缺乏組織、無法固定在同一個工作上、不能實踐約定等。對這些過動症的成人而

言，每日例行的起床、穿衣、準時上班，以及在工作上
有生產力等，都是很大的挑戰。

事實上，這些狀況讓他們覺得很困擾，也常感到挫
折。家人、師長、朋友會覺得他們有小聰明，但就是不
認真，常被冠上粗線條、EQ 不好；或是空有想法，卻
無執行力，像無頭蒼蠅……久而久之，他們也認為自己
的個性就是這樣，既然無法改變，只好認命了。

但是，他們或許就是成人 ADHD 患者，只是從小一
直被忽略，沒有就醫；或是小時候曾經被診斷出來，但
長大後沒有持續治療。其實很多患者可能在國小高年級
階段即出現低自尊、缺乏學習動機、社交障礙的狀況。
而有些看似「因應成功」的隱形 ADHD 患者，因為欠缺
更好的策略協助，只能每日控制自身的過動特質，以搏
鬥求勝，長期自我摸索，反而導致焦慮、憂鬱症狀。

事實上，這些 ADHD 的「隱藏患者」不管是否有自
覺，大多對自己的狀況感到無可奈何，一生都在混亂、
迷糊中沉浮掙扎，甚至懷疑人生。他們一路走來的成長
歷程，往往比一般的孩子辛苦；然而，不少在成人期才
確診出 ADHD 的患者，都有一個共通的心聲：「如果
早點知道我有 ADHD，也許人生就會不一樣了。」但同

時，他們也如釋重負，因為終於找到人生的解答，可以重拾對生命的熱情，確立新的人生目標。

時至今日，ADHD 仍然是被很多人誤解的疾患。有不少父母以為自己的孩子不能專心、過於調皮，只是因為他們還是孩子，比較活潑罷了，而不相信是因為ADHD。另一個常見的迷思是，過去大眾認為 ADHD 是兒童才有的疾病，長大後，症狀應該會自動改善或痊癒，但後來的研究卻推翻了這個觀念。

根據統計，兒童患有 ADHD 的比例在台灣約為七％，其中因為沒有適當的診斷及治療，導致症狀持續至青春期的比例約有八成，**而有高達六成的患者症狀會持續到成年，且以「注意力不足」為主，其過動的表現比較不明顯，肢體的過動程度較少。**加上成人生活的情境、面對的挑戰與兒童大不相同，症狀的表現方式也會有所差異，這個部分我會在後文分別詳細說明。

什麼是「注意力不足過動症」（ADHD）？

什麼是注意力不足過動症？或許你沒有聽過 ADHD，但應該常聽到過動兒或過動症。過動症的全名是「注意力不足過動症」（或是「注意力缺失過動症」），是一種常見的神經發展性疾病（意思就是從小時候或甚至在娘胎時，大腦神經系統的發展就有一些狀況），其特徵是在整個生命週期中（包括兒童、青少年及成人）出現專注時間短、容易分心（無法專注在需完成的事情上）、沒耐心及衝動（不思考行為後果就行動）、躁動不安（動個不停）等相關的行為症狀，且發生在兩種或兩種以上的場域（如學校、家庭、社會或工作環境等），導致相當高的罹病率和功能障礙。

另外，有些人可能聽過「注意力缺失症」（Attention Deficit Disorder，簡稱 ADD），會疑惑這與 ADHD 有何不同？事實上，ADHD 根據其核心症狀的主要表現，可以分為三個亞型：❶ 注意力不足型；❷ 過動／易衝動型；❸ 合併表現型。所以，注意力缺失症

只是 ADHD 的其中一個亞型，症狀主要以注意力不良為主，過動或易衝動相對比較不明顯。

圖表 1.1 ADHD 在注意力及行為上的常見症狀

類別	注意力缺失	過動及衝動
1	時常缺乏專注，以至於粗心大意而無意完成工作或任務	常無法坐定
2	時常無法在工作、遊戲與活動中維持專注力	常在應就座的教室內，離開座位
3	常心不在焉，無法專注聆聽別人的對話	常在不適當的時機或場合，爬上爬下或奔跑
4	常不遵從指令，以至於無法完成工作或任務	時常無法參與安靜的遊戲或活動
5	對於安排工作或活動感到困難	時常動個不停，好像在身上裝了馬達
6	時常丟失活動所需的必要物件	常太過多話
7	常受外界刺激吸引而分心	常無法等候或輪流
8	常忘記每天該做的事	常打斷別人的談話或遊戲

資料來源：精神疾病診斷與統計手冊第五版（DSM-5）ADHD 症狀診斷標準

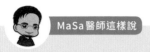
MaSa醫師這樣說

什麼是注意力？

　　我們的大腦有個神奇功能，可以選擇一個點、一件事，或專注在任何蛛絲馬跡上，也可以打開所有感官來知覺周遭環境。注意力無所不在，但通常你習以為常。換衣服、綁鞋帶、刷牙、洗臉、邊騎腳踏車邊唱歌還不忘踩踏板、滑手機會自動打開 FB 或 IG……這些例行事務似乎不太需要特別投入注意力就做得到，因為注意力為了節省腦力，已經自動處理好了。

　　注意力在各項認知歷程中，扮演著維持運作的角色，能協助切換、縮放、喚醒、指向、維持與監控。通常來說，一些簡單的工作可以同時進行，也就是把注意力放在許多地方，而愈困難的工作，注意力就要愈集中。基本上，注意力有四大功能，幫助我們面對各種日常生活狀況：

❶ 注意力的自動化歷程
❷ 維持警戒與監控的功能
❸ 選擇與切換認知歷程
❹ 認知歷程的維持

❶ 注意力的自動化歷程	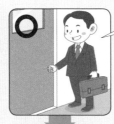 上班去了	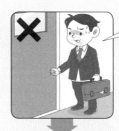 糟糕，又快要來不及了！
❷ 維持警戒與監控的功能	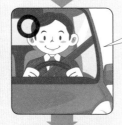 還好今天車子少，不然又要飆車了	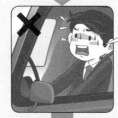 哇！怎麼又走錯路了！
❸ 選擇與切換認知歷程	 事情一堆，昨天老闆到底說什麼啊？	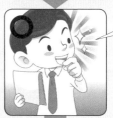 啊，想起來了，我有記在筆記上嘛！
❹ 認知歷程的維持	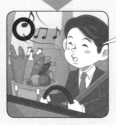 終於下班了	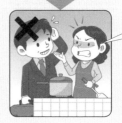 慘了！忘記去買老婆交代的東西

注意力分五種，代表不同功能

事實上，注意力其實不是單一能力，而是多個面向。大腦認知科學對於注意力的概念，做了更詳細的區分，包括臨床五向度：

❶ **集中性注意力**（Focused Attention）
直接對感官刺激產生反應的能力，將注意力聚焦在當下所進行的活動，是最基礎的注意力向度。例如：投籃時需要全神貫注。

❷ **持續性注意力**（Sustained Attention）
在連續或重複的工作中，維持一致行為反應的能力。例如：上課三十分鐘後和剛上課時一樣專心。

❸ **選擇性注意力**（Selective Attention）
在多項刺激干擾下，維持行為或認知設定的能力。例如：在咖啡店買一送一、人潮爆滿，咖啡又很香的情況下，還可以專心讀書。

❹ **交替性注意力**（Alternating Attention）
在不同認知需求的工作中，彈性轉換的能力。例

如：聽講一陣子後，停下來抄筆記，再回來繼續聽；在讀書中休息玩手機，之後還是能繼續讀。

❺ 分配性注意力（Divided Attention）

在多重任務下，可以有效分配與兼顧的能力。例如：一邊講電話，一邊抄下對方留言，或與來自遠方的人打招呼。

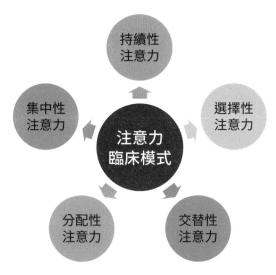

圖表 1.2　注意力的臨床五向度模式

成人和兒童的 ADHD 症狀，有何不同？

　　基本上，成人 ADHD 與兒童 ADHD 的核心症狀是一樣的，包括注意力不足、過動、衝動等，只是表現程度與方式跟兒童不太一樣，**其中以「過動」的差異較為明顯**。除了症狀表現，成人在面臨人生的課題、生活上的各種挑戰，及各種合併症，都與兒童有極大不同。

　　典型的「過動小孩」就像上了發條的陀螺，或裝了強力電池的金頂娃娃，成天動個不行、跑來跑去；即使坐著也會動來動去，玩弄手腳和周邊的東西，或是大聲喧譁，講個不停！

　　但成人 ADHD 的過動表現比較看不出來，以「坐不住」的症狀來說，成人會改以找其他事情來忙碌做呈現，像是上課／開會時抖腳、轉筆、頻繁起身倒水或上廁所、幫忙發東西等。此外，他們也會顯得話多且語速快，常常同時跟好幾個人講話，講好幾個不同的主題。

　　除了這些外在表現，有些成人的過動會以所謂「內在不安感」來呈現，比如排隊時會顯得坐立難安，頻繁

改變姿勢，或不斷玩手機；上課或聽演講時也會覺得焦躁不安定，無法輕鬆聆聽講者的內容。總之，他們仍有閒不下來的情形，一直想找點事情做，好讓自己的症狀獲得適當抒發。

到目前為止，你是否感覺 ADHD 的表現好像都偏負面？其實不然，過動的表現也可能是正面的。比如，他們除了會給人熱心助人的感覺，急公好義、重義氣也是一個獨特的表現方式；如果遇到有興趣的事，他們更會開啟高速模式全然投入，甚至變成工作狂呢！

成人的衝動表現，易影響人際關係

在「衝動」的表現上，成人可能會比兒童時期的表現更為明顯，或較不為他人接受。因為兒童在父母、老師的監督規範下，表現不能太逾矩，頂多是急性子、耍脾氣、或排隊喜歡排在第一個；但成人沒有這些外在控制，加上自我意識的主導下，常常想到什麼就做什麼，想說什麼就說什麼，跟自走砲一樣，但事後又常會後悔；其急性子、沒耐心的表現會轉化成脾氣暴躁，例如，需要等待太久，或事情進展不如意受挫時，脾氣就

容易壓抑不住而爆發。

另外，成人也很喜歡幫朋友、同事出意見，而讓對方覺得太雞婆；當對方講太多或講太慢，也會不耐煩而不適切地插話，講話又直白，令人反感。**也因為這樣的衝動表現，導致患者容易有人際關係的問題**，例如，容易和朋友吵架、男女朋友也常因此分手，或是工作上與同事甚至長官多有摩擦，導致旁人對他們有誤解與不良評價，進而影響人際關係。

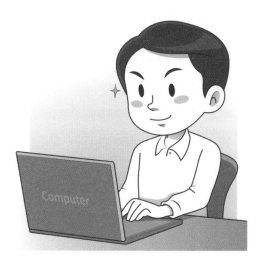

圖表 1.3 ADHD 個案若遇到喜歡的事，也能很投入。

ADHD 算是一種疾病嗎？
還是只是性格上的缺陷？

　　常會聽到一種迷思：「根本沒有過動症，孩子只是好動而已……」甚至也有人說：「ADHD 是藥廠跟醫界共謀虛構的疾病，是老師、家長和社會不夠包容和理解孩子……」但其實不然。

　　精神疾病的診斷有幾個重要的基本準則：症狀的多寡及嚴重度、持續的時間、影響到生活各領域的功能（如學業、工作、社會等）、造成個人一定的痛苦，以及排除其他可能的生理、心理疾病等。ADHD 也是依據這樣嚴謹的標準來診斷，並非隨便聽到個案有注意力不集中的狀況，就直接下診斷這麼簡單。

　　事實上，**醫學已證實，ADHD 是一種腦部生理發展不良，導致功能受損的疾病**。透過腦部影像可以發現，ADHD 患者某些腦區分泌的多巴胺及正腎上腺素比一般人少，也比較不活躍；大腦前額葉皮質部分發展得比一般人慢好幾年，造成注意力不足、衝動或過動的症狀。

不專心、健忘或容易急躁等，不代表就是 ADHD

並不是有這些症狀就一定是患有 ADHD。成人 ADHD 臨床診斷有六個指標，包括：

❶ 症狀要夠多

不管是注意力不足或過動、衝動症狀，都要有至少五個相關的症狀才行。

❷ 時間要夠久

持續存在這些 ADHD 症狀，造成功能和發展障礙，至少六個月以上。

❸ 症狀發生的時間要夠早

某些症狀須在十二歲以前出現。

❹ 症狀發生的情境要夠廣泛

在兩種以上的情境（例如，在家中學校或工作場所、與朋友或親人相處，或其他活動場合等）中出現症狀。

❺ 症狀影響的層面已達嚴重程度

症狀已干擾或減少社會、學業、職業功能的品質。

❻ 排除其他精神疾病

這些症狀不只是發生於思覺失調或其他精神病疾患的病程中，也無法以其他精神疾患（例如：情感性疾患、焦慮性疾患、解離性疾患、人格疾患、物質中毒或戒斷等）做更佳解釋。

　　由此可見，要符合 ADHD 的診斷，其實沒有想像中容易。就算症狀很像 ADHD，也不一定是這個疾病。反過來說，醫師在診斷過程中，也必須涵蓋各種面向，詳細問診，才能正確診斷，對症下藥。

　　以我自己這幾年的特別門診經驗來說，以不能專心、讀書效率差、工作容易出錯、人際溝通困難等症狀為主訴，並前來就診的個案中，經過詳細問診跟後續檢測，真正確診成人 ADHD 的大概只有七成。其中最常見的是憂鬱症及焦慮症，因為這兩種精神疾病也會影響認知功能，尤其是注意力、記憶力以及執行功能。

ADHD 的成因為何？

ADHD 是一種慢性的神經發展性疾病（Neuro-developmental Disorder）。它的成因很多，就像許多其他行為和個性，除了先天遺傳影響，也受到後天影響。環境和遺傳一起決定了 ADHD 的產生，包括多重遺傳因素、胚胎期與生產過程的傷害、神經生理因素（神經傳導物質、新陳代謝率等），以及腦部的神經構造等，都可能造成腦神經系統發展的阻礙，而影響其調控注意力及行為的功能。

在神經心理學方面，目前研究顯示與 ADHD 最有關聯性的障礙，包括抑制功能、工作記憶、延遲嫌惡、視覺記憶，以及時間知覺。在神經生理學方面，包含大腦皮質、神經連結，以及腦部電生理方面的異常。

眾多有關 ADHD 的神經化學研究皆指出，患者的單胺（monoaminergic）神經傳導系統代謝出現異常，包括多巴胺（dopamine）及正腎上腺素（norepinephrine）等。

在基因學、領養，及雙胞胎的相關研究發現，ADHD 有較高的比率發生在同卵雙胞胎及較親近的家族成員

中，也證實了「基因」和此疾病的發生有一定的關係。

雖然並沒有發現相關特定單一基因，但有證據顯示，某些基因可能與 ADHD 有關，其中多巴胺運轉體（Dopamine Transporter，簡稱 DAT）基因是最常被提到的 ADHD 候選基因，因為治療 ADHD 的中樞神經興奮劑，就是藉由阻斷多巴胺運轉體以達到效果。

基於上述的科學證據，有學者提出了 ADHD 形成的理論，認為 ADHD 主要是延遲反應障礙；因為無法抑制反應，而造成對外界刺激調節的困難，進而產生注意力缺乏、過動、衝動等症狀。也有學者將 ADHD 的症狀及成因分成四大系統：❶ 認知處理缺陷系統（與多巴胺及相關腦區有關）；❷ 過度警覺系統（與正腎上腺素及相關腦區有關）；❸ 行為抑制障礙系統（與血清素、多巴胺及相關腦區有關）；❹ 報償缺陷系統（與內啡肽、多巴胺及相關腦區有關）。

ADHD 是遺傳疾病嗎？

目前醫學界已有共識，認為 ADHD 是高遺傳性的疾病。由基因流行病學的研究發現，ADHD 發生在個案

親近的家族成員中的比率比較高；如果手足有 ADHD，下一位手足會有的機率大概是二十五％。針對領養和雙胞胎研究也發現，基因關聯性愈高的後代及手足，同樣罹患 ADHD 的機率也愈高；例如，雙胞胎中若一人有 ADHD，另一人同樣有的機率大約是六十至八十％，這些結果都證實基因的參與。

醫學界至今也找到多個 ADHD 相關的候選基因，包括多巴胺運轉體，以及 DRD4、DRD5、DBH、5-HTT、HTR1B 和 SNAP-25 基因等。雖然各個基因與疾病的個別貢獻度都相當小，比較符合多基因共同影響形成的疾病模式。由此可知，**ADHD 是屬於遺傳疾病中的複雜疾病，意即 ADHD 並非單一致病基因所造成，而是許多相關基因共同作用產生的神經發展疾病**，在腦部的神經結構與功能上呈現顯著異常，並表現在神經心理方面的缺損。

目前已發現的基因中，部分是和腦內多巴胺、正腎上腺素的受器運輸有關係，也有和血清素運輸相關，這部分也可佐證目前用來治療 ADHD 的藥物，主要是影響腦部多巴胺、正腎上腺素的濃度，進而產生療效。

雖然會遺傳，但不表示無法治療

雖然，ADHD 的產生跟基因有中高度相關性，但也不用太擔心。因為換個角度來說，致病基因也並非百分之百會遺傳；雖然先天的基因有關聯，但後天的環境也會產生影響。例如，我們也可以藉由一些保健大腦的方式，學習訓練腦部反應力的方法，或找出可能影響症狀的因素，如生理及心理共病，並加以改善。

更重要的是，不像某些疾病缺乏積極有效的治療方法，ADHD 是可以治療，而且治療效果不錯。最後要提醒的是，家長跟伴侶的態度也很有幫助，了解、肯定、鼓勵及陪伴，能讓患者的康復之路走得更穩健。

飲食、環境或教養因素，是 ADHD 的致病原因嗎？

ADHD 的成因很多，就像許多其他行為和個性一樣，除了先天遺傳影響，ADHD 也受後天影響。環境和遺傳一起決定了 ADHD 的產生，包括多重的遺傳因素、胚胎期與生產過程的傷害、神經生理因素（神經傳導物

質、新陳代謝率等），以及腦部的神經構造等，都可能造成腦神經系統發展的阻礙，進而影響其調控注意力及行為的功能。

然而，臨床上只有約一成的 ADHD 患者，可以找到可能的後天病因，例如：母親懷孕時抽菸、喝酒、感染及暴露在有毒的物質下；或是出生後有腦膜炎、癲癇、腦傷等腦部疾病等。其他約九成的 ADHD 患者發病的確切原因還不是很清楚，很可能和基因及環境相互作用所導致，包括遺傳、毒素、環境壓力等，共同影響腦部發展，尚待往後繼續研究來釐清。

至於教養因素有沒有關係？有些人會說，是學校和老師不了解孩子，對孩子限制太多，沒有適情、適性讓孩子自由發展；父母只要不在乎成績，或是轉到體制外學校就好。這樣的迷思，常常會讓 ADHD 孩子的父母被檢討是不是沒有教好孩子，或被指責沒有做好什麼、或是給孩子吃了什麼不對的東西，才會有這麼多的問題行為，導致父母承受很大的壓力。

影響 ADHD 的大多是生理因素，
而非教養問題

事實上，**各項科學證據顯示，ADHD 是生理疾病**，不是爸媽不會教、太寵或疏忽孩子，也不是孩子個性壞、講不聽。但要注意的是，雖然致病原因無關教養及教育環境，但孩子問題行為的嚴重度及後續表現，會受教養及教育環境的影響。例如，ADHD 在學校特教的身分為「情緒障礙」，有一些教育資源可提供協助，這些友善的環境對孩子來說很重要。

然而，啟動教育體系的資源，需要專業的醫療診斷。很多家長在這時會躊躇，擔心孩子被貼標籤、汙名化，而不敢帶去就醫。但其實孩子因行為症狀被「亂貼標籤」才會更痛苦，像是老師或同學批評 ADHD 孩子，才是真正沉重的傷害和壓力，也會導致孩子自卑。

總之，**環境的支持，對孩子來說是很重要的力量。父母要先對這個疾病有正確的認知，不要忌諱求醫。**同時，在孩子治療的過程中，也必須要投入很多心力，包括學會如何和孩子相處、鼓勵孩子正向的行為表現等，如此對孩子往後的自信心及各項發展才有正面的效益。

如何確認自己可能是
「成人 ADHD」患者？

根據最新的《精神疾病診斷與統計手冊》（The Diagnostic and Statistical Manual of Mental Disorders，簡稱 DSM）第五版的診斷準則，成人 ADHD 患者通常會在十二歲之前出現症狀。成人患者如果仔細回想，通常會表述從小就有相關症狀。如果小時候未就診或未被診斷出來，症狀持續到成人後，會因為成人世界須面臨更多的複雜問題，扮演更多角色，負擔更多責任，患者會覺得更困擾。

研究統計發現，約有一半的成人患者尚能適應一般生活，但另一半的人會受到下列不同程度的症狀所困擾：❶ 注意力無法集中，容易分心，以致無法按照計畫在時限內完成任務；❷ 衝動控制不佳，講話做事欠缺考慮，容易動怒或發脾氣；❸ 急躁沒耐心，面對問題時難以冷靜思考解決之道，經常提前放棄。

由於上述種種問題，導致行為受影響，包括工作及學業表現不好、社經地位較低落，也容易因為挫折出現

濫用藥物、酗酒等行為。同時，這些問題也會導致人際關係不佳、婚姻問題較多，離婚比率較高、照顧孩子的能力較不好等。由於成人患者常會因凸槌狀況而被責罵，造成長期挫折、情緒低落、缺乏自信心，所以也常合併出現許多憂鬱焦慮症狀，導致就醫時很常沒被發現是 ADHD 患者。

六個問題，快速檢測 ADHD 症狀

若你看到目前為止，已經強烈懷疑自己或周遭親友出現類似症狀，或許可以先試著回答下表的問題。圖表 1.4 是由世界衛生組織（WHO）發展的「成人 ADHD 自填量表」（WHO ASRS），藉由六個簡單問題，可先做初步自我症狀篩檢，如發現符合一半以上的症狀，就要考慮至門診接受進一步評估。

除了這個版本，也有另一個較詳細的十八題檢測表，可參考本書頁 210 的附錄一。

圖表 1.4 成人 ADHD 自填量表

請勾選最適合描述過去六個月中，最符合你的感受或行為的問題。作答後，請將深色欄位的打勾數目加總，若超過四個或更多，表示症狀可能符合成人 ADHD，建議進一步接受評估。

題目	選項				
	從不	很少	有時	常常	非常頻繁
❶ 完成計畫中最關鍵的部分後，你有多常在最後細節收尾時，出現困難？					
❷ 當必須從事需要有組織規劃性的任務時，你會多常有困難，井然有序的去執行？					
❸ 你會多常有問題，去記得約會或是應該做的事？					
❹ 當有一件需要多費心思考的工作時，你會多常逃避或延後開始去做？					
❺ 當你必須長時間坐著時，你會多常坐不安穩或扭動手腳？					
❻ 你會多常像被馬達所驅動一樣，覺得自己過度活躍，不得不做事情？					

資料來源：世界衛生組織

只要不專心，
就是成人 ADHD 嗎？

　　很多人剛開始看到成人 ADHD 的資訊時，就迫不及待上網填寫自我檢測表，然後懷疑自己確診，急著跑來治療。其實，並非「不專心」就一定是 ADHD，還有很多其他心理狀況或身體疾病會影響專注力。例如：情緒壓力、睡眠、腦傷、荷爾蒙失調、酒精及藥物作用，或其他神經精神疾病等，需要做詳盡的鑑別診斷才能對症下藥。這些心理狀況或身體疾病也常是成人 ADHD 的合併症（亦稱共病），臨床醫師在診療時除了要細心釐清，也要分輕重緩急來加以處理。

　　值得一提的是，這些成人 ADHD 的神經精神共病，跟兒童有很大的不同。例如，對立反抗症（Oppositional-Defiant Disorder）、行為規範障礙（Conduct Disorder）、發展性動作協調障礙、發展性語言障礙、學習障礙、自閉症、妥瑞氏症或抽搐症（Tic Disorder）等兒童常見的合併症，在成人個案身上反而少見。**成人會有比較多壓力相關的情緒障礙，像是憂鬱、焦慮、失眠、酒精跟物質濫**

用、躁鬱症，或是其他精神疾病，所以在臨床處理上跟兒童個案也有很大不同。

因為有些患者可能存在共病情形，同時患有特殊學習障礙、焦慮，或情感性疾患等。以我這幾年的看診經驗來說，以注意力問題為主訴來求診的個案，經詳細病史詢問、症狀問診、檢查、測驗程序之後，確診 ADHD 的患者大約只有七成；換句話說，有三成的個案其實是其他狀況。

這些非 ADHD 的個案，最常見的是憂鬱症或焦慮症，因為這兩種常見的心理問題，也會影響患者的認知功能，尤其是記憶力、注意力，以及執行功能。此外，憂鬱症和焦慮症也是 ADHD 個案中，最常見的共病。患者由於長年來的症狀，導致生活產生壓力與挫折，很容易陷入情緒低潮與擔憂，所以很多患者來求診時，剛好都處於情緒症狀惡化或還沒緩解的狀態。

並非有症狀就是 ADHD，
對生活的影響程度也要一併考量

由於憂鬱症和焦慮症也會導致不專注，並影響 ADHD

的專注力檢測結果，再加上這兩種疾病造成的影響層面跟嚴重性，可能比 ADHD 還大，因此這時我們會需要兩階段的評估治療策略：❶ 首先應該要先治療憂鬱和焦慮；❷ 等這些症狀緩解或改善到一定程度，再好好地來評估治療 ADHD。

以我的臨床經驗來說，有些個案治療一段時間後，憂鬱及焦慮症狀緩解，同時注意力也改善；但部分個案雖然憂鬱及焦慮症狀緩解，注意力問題卻依舊存在，這時我就會替其安排 ADHD 的相關檢測及必要治療。

不過，這些自覺有 ADHD 症狀而來看診的個案，經過客觀詳盡的問診檢測後，仍有可能不符合 ADHD 的診斷。這時候個案會覺得奇怪，不懂為什麼會這樣？其實，精神疾病診斷的準則中，除了症狀的多寡，也要考慮症狀的嚴重性，以及影響功能的程度。ADHD 也是一樣，必須要有明確證據，顯示這些症狀已干擾或減少社會、學業、職業的品質。

另外，由於個案的病史報告及篩檢量表都是偏向「主觀」陳述，有時難免會有記憶或程度上的偏誤，必須加入注意力以及其他腦功能檢測後，才能客觀呈現症狀的嚴重性是否超過一定標準，即比起一般人的表現有

明顯差異。要知道，很多時候症狀並非只是有或無，而是介於有跟沒有之間，只是輕重程度有別罷了。

圖表 1.5 成人 ADHD 常見的鑑別診斷 （需要排除的其他病因）

一般身體疾病	精神疾病	神經系統疾病
藥物影響	憂鬱症	癲癇
聽覺缺陷	躁鬱症	妥瑞氏症
視覺缺陷	焦慮症	腦傷
呼吸中止症	強迫症	腦瘤或其他腦部病變
過敏性鼻炎	思覺失調症	認知缺陷
氣喘	酒精跟物質濫用	智能障礙
甲狀腺功能異常	睡眠障礙	
鉛及其他重金屬中毒	自閉症	
	學習障礙	

ADHD 可以治療嗎？
不治療會造成什麼結果？

ADHD 不但能治療，且效果好

曾有學者表示，ADHD 大概是「成人中最常見的慢性、未確診的精神疾病」。台灣關於成人 ADHD 的流行病學資料仍很稀少，雖然有些國外的研究估計，其在一般人的盛行率範圍約在四至六％，但許多人卻未被診斷出來。若以台灣總人口數（二〇一九年底為兩千三百六十萬人）來換算，約莫有九十四萬至一百四十二萬人可能患有這個疾病，更不用說還有很多人雖然沒嚴重到需要接受診斷，但仍然被相關症狀所困擾。

很多慢性病以目前的醫療水準來說，還是很難治癒，只能服藥控制，像是糖尿病、高血壓、妥瑞氏症（Tourette Syndrome）、思覺失調症等；有些疾病只能延緩其病程，像是失智症、愛滋病、癌症等；其他疾病甚至缺乏有效的治療方法，只能學習與之共存，像是蠶豆症、自閉症（Autism）等。

　　但是，ADHD 是可以治療的疾病，治療效果也不錯。以單純藥物治療來說，大概就有七成以上的治療效果，配合心理／行為治療會更好。很多個案就診後，驚呼自己「好像換了一個腦袋」、「早知道當初要趕快來就診，害我多浪費了好幾年時光」等，他們在接受有效治療之後，生活改善許多，也會鼓勵其他有類似困擾的人來就診，不再只是避不就醫。

不治療，容易形成不良的結果

　　ADHD 跟任何一種疾病一樣，生病若不治療，往往會造成不良的結果，影響各方面的生活。許多追蹤研究已顯示，ADHD 長期下來會產生憂鬱、焦慮、藥酒癮、意外傷害及反社會行為的情況。

　　而經過治療會不會降低這些不良的結果？答案是肯定的。從國內外的研究來看，ADHD 愈早協助，未來風險愈低、結果愈好。例如，ADHD 患者發生意外傷害的機率，為一般人的二至四倍，治療後可降低此風險的三十至五十％；長大後併發憂鬱症、躁鬱症、自殺的機率，也降低了二十％以上；犯罪、吸毒、酗酒的比例，

更是降低了三十至五十％以上。

　　從這些醫學上的證據，我們可以很清楚地知道，ADHD 確實是一種疾病。社會大眾應該要正視這個被輕忽的慢性、神經發展性疾病，予以早期診斷、治療，才是對患者最有幫助的做法。

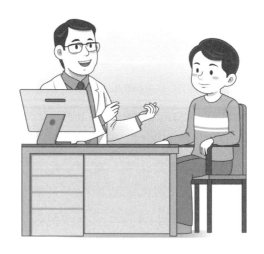

圖表 1.6 透過治療，大多數 ADHD 個案都能好轉。

為什麼台灣的成人 ADHD，其治療率偏低？

以我第一位成人 ADHD 患者來說，有不少個案小時候並未被發現是患者，長大後才驚覺自己可能有這方面的問題，但求醫過程也不一定很順利。他們不知道要去哪裡尋求正確的診斷與治療，有時候還會遇到醫生跟他們說：「這是小孩子的疾病，長大就好了。」或是說：「你都讀到大學了，怎麼可能會有這種疾病呢？」

事實上，成人 ADHD 已經在歐美國家被提出，並廣為認識多年，而且已經累積一定的治療經驗，治療效果也得到驗證。台灣醫界是直到近幾年才逐漸重視這個疾病，然而社會大眾對成人 ADHD 的認知仍然不足，治療率偏低的問題頗為明顯。

從台灣健保資料庫的大數據研究分析發現，雖然這幾年來接受 ADHD 治療的人數逐年增加，但仍遠小於預估的社區 ADHD 盛行率，**且個案接受治療的比率在十三至十八歲以後急遽下降，顯示國內 ADHD 診斷可能被低估，治療率普遍不足，這種現象在成人個案中尤其明顯。**

　　我們進一步研究就醫趨勢也發現，這幾年來，就醫的 ADHD 患者增加的比率，以年輕成人（十九至三十歲）最為明顯，其次是學齡前兒童（六歲以下），而增加幅度最少的，則是中壯年成人（三十一歲以上）。

圖表 1.7 ADHD 各年齡層的就醫盛行率（2012 年）

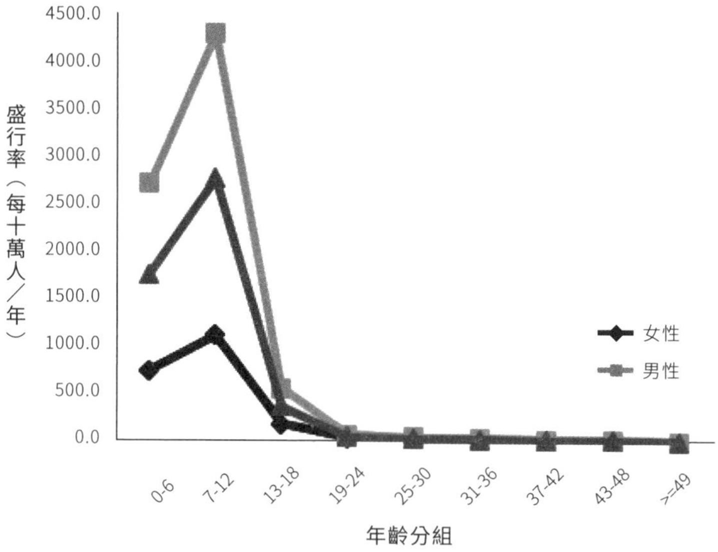

資料來源：台灣健保資料庫

圖表 1.8 ADHD 各年齡層就醫發生率的時間趨勢（2000~2011 年）

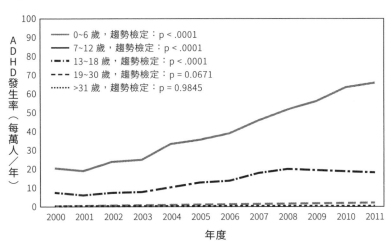

資料來源：台灣健保資料庫

　　有 ADHD 困擾的成年人，其症狀應該從小時候、十二歲之前就已出現，但可能因為下列原因，而未能及早診斷出來：

❶ 早期大家比較不認識 ADHD 這個疾病。

❷ 症狀以「注意力缺失」表現為主，沒有明顯過動及衝動的問題。

❸ 成長和學習環境較為包容，被認為只是比較調皮好動，而非問題兒童。

❹ 智能不錯，因此能彌補症狀所帶來的功能損害，甚至成績也不差。

❺ 家長怕孩子被貼標籤，而忌諱就醫。

然而，到了長大成人，生活、工作、社會的互動環境都比兒童時代要複雜得多，而且必須背負別人的期待，這時 ADHD 的症狀就會帶來諸多困擾。不過即便到了成人期，個案就算有症狀或覺得困擾，也可能因為下列原因，而未能接受診斷治療：

❶ 社會大眾對這個疾病的認識不足，不知道這是可以治療的疾病。

❷ 個案就算知道自己可能有狀況，但怕就診會被貼標籤（汙名化）。

❸ 家人可能因為擔心被貼標籤，阻止個案就診。

❹ 決定就診時，不知該看哪位醫師。掛兒童精神科很奇怪，但成人精神科的醫師也不一定了解該疾病。

❺ 已掛號看診，但醫師卻沒正確診斷出來。

❻ 健保用藥的不合理規定，限制了個案在藥物上的使用性及方便性。

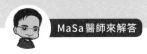

MaSa 醫師來解答

小男生較容易罹患 ADHD，
但成年女性的就診率較高？

　　大家印象中，典型的過動兒應該是精力充沛、愛調皮搗蛋的小男生吧？但男性罹患 ADHD 的比率真的比較高嗎？還是有些可能的原因，讓他們比較容易被發現有 ADHD 症狀？

　　我們曾經從台灣健保資料庫來分析二〇〇〇至二〇〇七年就診的 ADHD 個案，發現二十歲以下的兒童青少年 ADHD 的男女比率為三・三九：四・〇七（發生率），及三・八七：四・三一（盛行率）；然而，二十歲以上的成年 ADHD 的男女比率卻為〇・二四：〇・七六（發生率）及〇・三五：〇・九八（盛行率）。這樣的結果顯示，兒童青少年 ADHD 來就診的個案中，雖然還是男性比較多，但成人個案卻是以女性較多。可能的原因有幾項：

❶ ADHD 診斷標準的建立，是以男性的實證資料為主要基礎，對女性的適切性或許值得商榷。

❷ 家長在自行評估孩子時，往往過於突顯男孩的過度活躍和衝動症狀，淡化女孩的這些症狀。

❸ 由於女性比較容易產生情緒困擾，患有 ADHD 的女性

往往容易被老師、家長或醫師認為是其他情緒行為或學習障礙的問題，而忽略了 ADHD。

❹ 男女的共病差異也往往會模糊醫師對 ADHD 的診斷。例如，就憂鬱症共病風險而言，女性 ADHD 患者是男性的五倍，而且女性在確診為 ADHD 之前，被診斷為憂鬱症的風險是男性的三倍。

❺ 有研究發現，女性 ADHD 的症狀多以注意力不足為主，而不像過動及衝動般具有干擾性，多半要很嚴重才會被轉介治療；或是到成人時，自己發現功能還是持續受影響，才會就醫尋求協助。

但有趣的是，後來我們持續分析二〇〇七年之後的台灣健保資料庫，發現成年男性就診 ADHD 的增加幅度又逐漸超越女性，以至於就醫診斷的男女比率又變成男性比較多。這種狀況在我這幾年的特別門診中也得到驗證。

然而，我也發現，在這些就診的男性個案中，有一定的比率小時候曾經就診；但女性個案小時候曾經就診的比率就很低，遠低於男性。另外，**有些男性就診個案是在家長建議或配偶陪同下前來；但女性就很少見這種狀況，大多是覺得有問題自行前來**。這些男女就醫型態的不同，除了反映他（她）們的症狀表現與發展差異，某種程度或許也反映了社

會對於男女的期待與重視程度的不同，值得我們進一步觀察與探究。

圖表 1.9 就醫盛行率之男女比例（2007 年）

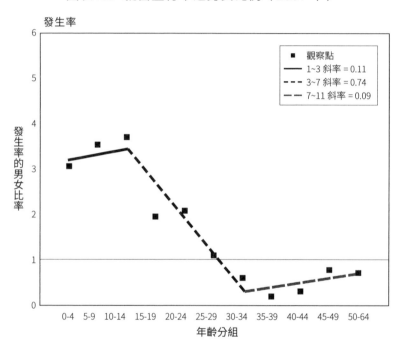

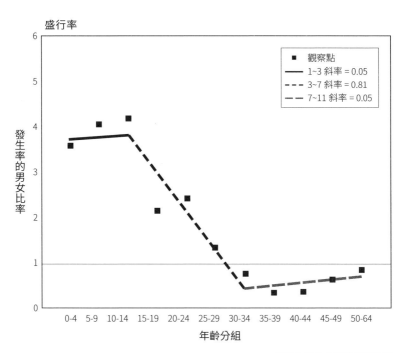

盛行率

資料來源：台灣健保資料庫

第 **2** 章

ADHD需要治療，
且效果好

ATTENTION

DEFICIT

HYPERACTIVITY

DISORDER

不治療或中斷治療 ADHD，會帶來哪些影響？

不論是兒童、青少年、成人，ADHD 症狀都會對生活帶來許多不利影響。因此，如果沒有治療或中斷治療，對成人來說可能會帶來廣泛的負面影響，包括教育、工作、人際關係、親密關係、婚姻、教養、經濟及財務管理、危險行為（包括性行為）、意外傷害、酒精藥物成癮，以及其他心理健康與醫學問題等。大致來說，若沒有妥善接受治療，可能會造成下列狀況：

● 學習表現差

以影響最大的教育與學習方面來說，由於成人 ADHD 的核心症狀是以專注力、執行功能、組織能力、自控能力、持續度、時間管理等問題為主，而這些困難都會直接影響學習效率及表現。

統計資料顯示，ADHD 個案不僅學業表現不盡理想，更容易被當掉或留級，也容易因為一些情緒行為的問題而被記過或退學。因此，大部分個案所受的教育往

往比同年齡者少。在我的個案中，雖然有些天資較佳者可以順利完成學業，甚至讀研究所；即便如此，他們也必須付出比其他人更多的時間與精神，過程也更辛苦。

● 工作成就低

進入成人生活後，工作會成為主要目標及核心，也是另一個最容易受到 ADHD 負面影響的場域。ADHD 的核心症狀除了會影響工作上的學習訓練，也會直接對工作品質及效率產生不利影響。當然，這些問題的影響程度也跟不同的工作性質或環境有關。**例如，較不需要長時間坐在辦公室辦公、不太需要同時處理多項工作或臨時狀況、較少時間壓力等性質，都是比較適合 ADHD 患者的「友善工作」。**但即便如此，他們還是得面臨績效、時間管理、適應組織文化，以及和長官同儕相處的壓力跟挑戰。

研究發現，成人 ADHD 患者的工作穩定度比一般人更不好，也更容易換工作。有些是單純做一段時間後覺得無趣、沒成就感而無法堅持下去；有些則是因為挫折忍受力低，加上情緒控管不佳，常常出現爭辯、違抗、發脾氣等狀況，導致被開除或衝動之下離職。結果就

是，難以有一份穩定工作，職涯成長及資歷很難累積，長期下來升遷機會較少、工作地位較低，連帶也使收入不高、成就感偏低。

● 社交困難

在人際關係方面，很多 ADHD 患者從小就有社交困難問題。由於他們容易衝動、吵鬧、打斷別人說話，或工作、講話心不在焉，甚至直白、沒有時間觀念、常忘記約定的事，所以自兒童青少年時期開始，就容易被標籤化、被排擠，甚至被霸凌。研究也發現，他們大多缺少親近的好朋友。這種情況持續到成人期，就呈現不穩定的個人交際，有些人甚至因此成為獨行俠。

毫不意外地，這些問題加上情緒控制不佳、容易動怒、對別人的反應不敏感、缺乏自覺，會進一步影響親密關係。在開始與另一半約會、同居並進入婚姻生活後，由於相處時間更長、互動更頻繁，需要更多的共同責任跟承諾，這些人際互動問題會更擴大。研究顯示，成人 ADHD 患者比同齡者更容易保持單身、離婚率也較高；即使已婚，對婚姻生活也較不適應或不滿意。

● 危險行為與意外傷害

此外，ADHD 患者在生活中常會出現危險行為，也容易發生意外傷害。除了打破東西、撞到、跌倒、受傷，最危險的就是交通意外。根據統計，發生交通意外的最大原因是「未注意」、「搶快」，以及「未遵守交通規則」，而這些狀況恰好是由 ADHD 的不專注、過動、沒耐性等核心症狀所呈現出來的結果。所以患者就容易比一般人更常發生車禍，也容易有「路怒症」（Road Rage），容易在開車時因交通狀況不順而情緒失控、暴躁易怒，進而引出言語或肢體衝突。

我自己的大數據研究也顯示，ADHD 個案的傷害風險比非 ADHD 者高出一·七五倍，而且女性不比男性低。進一步分析發現，十八歲以前，以及三十至四十歲的成人 ADHD 患者，其傷害風險顯著地比非 ADHD 高。

另外，常被提及的還包括危險性行為。跟其他高風險活動，例如高空彈跳、攀岩、戶外探險等相似，都是藉由活動來尋求新奇刺激感，但未想清楚前就展開行動，易造成不良後果。由於患者可能在青春期就有性行為，或是嘗試危險性行為（多重性伴侶、少用避孕工

具），導致未預期懷孕及得到性病的機率，也比其他人高出好幾倍。

● 心理健康與醫療問題

愈來愈多證據顯示，ADHD 患者比其他人更可能產生某些心理健康與醫療問題，包括睡眠、憂鬱焦慮等情緒困擾、飲食、物質（藥物）濫用，以及網路 3C 成癮等。以最常聽到的睡眠問題來說，ADHD 患者從小就有這個困擾，而且比率隨著年齡增長而上升，到成人時大概達到五〇％。

此外，他們也有更高的機會患上「不寧腿症候群」（Restless Legs Syndrome），在夜間或靜止時下肢容易產生不自主運動與感覺異常，進而影響睡眠。因為 ADHD 患者的生活不規律加上衝動控制不佳，也容易造成飲食相關問題，包括暴飲暴食及過重肥胖。

由於症狀關係，患者要應付日常生活的各種挑戰，容易焦慮、緊張不安。研究分析也發現，**患者從小就容易憂鬱及焦慮，而且情況到成人時更趨嚴重，焦慮症是其他人的三倍，憂鬱症更高達五倍！**

另一個值得注意的是物質（藥物）濫用。為追求刺

激振奮感或自我治療，因此過度抽菸、喝咖啡，或使用大麻等違禁藥品；也可能為了舒緩情緒、降低焦慮感，或幫助睡眠而習慣飲酒、服用安眠藥，導致患者比一般人有更高的物質（藥物）濫用風險。

不隨便中斷治療，效果才會顯著

最近更常見的症狀是網路 3C 成癮，ADHD 青少年及年輕成人患者常過度使用電腦、智慧型手機，這種情況跟物質（藥物）濫用類似，都有過度使用、無法控制、不使用就坐立難安，已影響生活卻無法自拔的特徵。

幸運的是，這些狀況都可經由適當的治療得到改善。但問題通常不是缺乏有效治療，而是人們對此疾患的認識與察覺不足，他們不知道症狀可以治療改善，不然就是觀念不正確，忌諱就醫，轉而尋求其他無效的旁門左道，最終仍無法解決問題。

臨床上也顯示，有高達六成的 ADHD 個案曾中斷治療。進一步分析發現，這些個案多為年紀較輕者及男性；精神科共病包括憂鬱、焦慮與睡眠障礙等，皆與中斷治療有關。

準備好，來面對自己的問題

看完上一章的內容，我們應該可以了解 ADHD 是一種常見的神經發展障礙，其特徵是在整個生命週期中，出現注意力不集中、活動過度和衝動的行為症狀，導致相當高的發病率和功能障礙。這個問題往往會延續到成年期，若沒有接受治療，就容易衍生許多併發症，甚至造成惡性循環，讓患者困擾不已。

雖然，拜現代資訊廣泛流通之賜，愈來愈多人了解到，原來長年困擾自己的問題可能就是 ADHD，但許多人還是會對於就診躊躇不前，擔心萬一確診後，疾病標籤化的問題、藥物治療會不會有後遺症等，而不敢面對。然而，有趣的是，確診之後，患者的心態也是矛盾的。他們一方面很高興終於找到長年問題的答案，如釋重負；另一方面，卻擔心罹患這個聽起來有點嚴重的疾病後又該怎麼辦，甚至一開始會不太能接受。

這時候我會告訴他們：「這個世界上，每個生命都有一個屬於他的位置，每個人也都有優點和缺點。ADHD 雖然會造成生活上許多困擾，但這樣的人其實

也擁有一些很迷人的特質，像是創造力、敏銳、思考容易跳脫框架、常有出人意表的點子；也因為比較沒心機，容易跟大家打成一片、熱心助人等。就好像某些名人，他們在創意、表演、運動、音樂等方面發揮了這些優點，而成為很成功的 YouTuber、音樂家或創意工作者。」

事實上，人生就是不斷地破關打怪。每個人都會遇到瓶頸，重要的是，如何在這個時候，好好思索問題的癥結與解決方法，才能破除障礙，繼續破關。**對 ADHD 患者來說，最重要的一步是尋求正確診斷、對症下藥，才能讓他們脫離困境，讓人生順利往前走。**

成人患者的治療法與兒童不同，更需要陪伴及討論

「注意力不足」是成人 ADHD 相當核心的症狀。由於小時候有家長及老師的協助，在課業上還能勉強應付，但到了大學，父母無法再一直盯著，他們上課遲到、睡覺的情形就成為生活日常。其容易分心、專注力無法持續，做事虎頭蛇尾、有始無終，丟三落四、恍

神、心不在焉等狀況，仍然明顯。

　　加上患者的注意力與執行力等認知功能確實比一般人差，計畫組織能力也比較弱，因此碰到特別需要集中精神及花時間的複雜事務，就感到頭痛而想逃避，往往拖到最後一刻才開始行動，造成「拖延症」的情況。此外，ADHD 患者的「時間知覺」也有缺損，所以對時間掌控有明顯問題，時間觀念相當薄弱。

　　這些狀況加在一起，就造成 ADHD 患者的環境跟生活型態混亂，很難做計畫，就算做了也很難按計畫執行。值得注意的是，成人 ADHD 除了上述這些症狀表現跟兒童不同，事實上，他們在生活情境面對的挑戰與兒童也大不相同。

　　不像兒童遇到的大多是課業問題，成年人必須達成的人生任務更多元且複雜，除了求學、考試，還有職場上的挑戰，以及人際關係的課題，包括同事和伴侶之間的協調與溝通等。注意力不足、過動、衝動等症狀，都會對這些人生關卡造成阻礙，如果沒有好好處理，很容易就會因為長年挫折而喪失信心，甚至產生憂鬱、焦慮、酒精及藥物濫用等問題。

　　要特別注意的是，成人因為是獨立個體，不像孩

子還有家長、老師盯著，這些問題得自己解決或尋求協助。所以在臨床處理上，成人 ADHD 的處理法也和兒童大不相同。由於成人個案有自己的想法，醫師除了要了解他們面對的各種難題，以及可能的併發症外，也要直接跟個案討論治療方法，陪伴度過難關，而非像兒童個案只要跟家長討論就夠了。

話雖如此，成人個案如果有家人或好友願意關心協助他們，那當然更好。這時候他們的角色就不是監督者、保護者，而是所謂的「生活教練」，負責協助及陪伴，這些相關細節在接下來的章節會有更多說明（相關內容請見頁 179）。

確診 ADHD 後，該怎麼辦？

當個案以「注意力相關問題」為主訴來就診，經過一系列診斷檢查程序後，會有兩種可能的診斷結果：ADHD 或非 ADHD。

若是其他疾病造成的注意力不足／過動衝動症狀的非 ADHD 個案，醫師會在說明解釋後，針對其疾病提供後續相關治療，希望可以同時改善注意力不足及過動衝動問題。

如果是緩解型 ADHD，我們也不該只簡單說一句：「你的檢查結果沒有問題。」然後就結案。這樣個案會覺得他的問題還是存在，但卻沒有解決的方法，而感到挫折。所以，這時候醫師應該要在解釋說明之後，提供可行的非藥物改善策略，以及後續觀察的重點。

如果個案確診是成人 ADHD，我會先請對方及陪同前來的親友做好心理建設。雖然，很多個案對這個「宣判」忐忑不安，也充滿了矛盾，但每個人對疾病的想法跟態度還是有所不同。所以，我會先試著了解他們對自己確診 ADHD 的感覺，以及治療的想法。有些個案會

想再確定：「所以我真的有 ADHD？」「是怎麼確定的？」這時候就必須根據診療及測驗的發現，再次詳細解釋說明。

更多的個案則是感到恍然大悟、如釋重負。「原來這些年來的問題不是我的錯啊！早知道應該早點來就診的。」進而理解小時候沒被帶去看診的各種原因。接下來，他們就會開始關心治療的諸多問題。「我這樣的症狀算嚴重嗎？」「要怎麼改善呢？」「會不會已經錯過黃金治療期？」「要治療多久？可以痊癒嗎？」

雖然 ADHD 跟任何疾病一樣，「及早發現，及早治療」一定比較好，但因為 ADHD 就算在成人階段治療效果也很不錯，因此我常會告訴患者：「雖然，我們可能會因為現在才確診，而覺得沮喪或擔心，但慶幸的是，這個疾病可以治療及改善。就算現在才開始治療，效果也很好。」

善用 ADHD 帶來的優勢，
人生也能很精彩

由於許多患者在未確診前，常是帶著可能造成低

自尊的負面自我形象進入成年期，因此在正確診斷後，他們能明白某些問題的原因，並開始面對。這可能意味著，不只過動症的治療，心理治療也能幫助患者，面對在較年輕時未能診斷出病症，其所感覺的挫折及憤怒。許多個案因為長年來的挫折，造成對自己沒信心、缺乏效能感，因此給予他們正向支持是很重要的一環。

　　我常會跟患者說：「其實，只要了解自己的限制，善用長處，並尋求協助及改善的方法，設定一個符合自己興趣與特質的目標，幫助找到對的位置，然後再加上不斷地修正與努力，人生還是能達標，有一番成就。」

　　由於成人 ADHD 是屬性長期的神經發展性疾病，個案經過多年與它共存，也常會養成一些不好的習慣，如缺乏信心、容易放棄等。因此，心態的重新建立及生活各方面的調整是必要的。就好像一部運作不順的電腦，除了用藥物讓其升級、效能變高外，還需要調整軟體、偵錯，甚至重灌，如此才能提高整體效能，運作順暢，應付生活的各種挑戰。

成人 ADHD 不但能治療，且效果顯著

接下來，我將為大家介紹成人 ADHD 的主要治療方式。一般而言，成人 ADHD 的治療包含：❶ 諮商討論及衛教、❷ 藥物治療、❸ 心理及認知行為治療，各治療的說明如下：

❶ 諮商討論及衛教 透過問診了解個案的情況，提供治療目標

即在治療的起始階段，要先進行詳盡的諮商討論及衛教。醫師會針對每位患者的病理特性加以說明，並進一步了解患者在其他相關生活層面的狀況，包括學業、工作、家庭、人際關係，還有對疾病的認知、過去的治療經驗，以及對目前治療的期待。在綜合這些資訊，加上患者症狀嚴重性、亞型，以及其他精神科共病的整體評估考量下，醫師就能擬定出治療目標與策略。

一般來說，成人 ADHD 的治療目標分為：

- 提升專注力，改善唸書／工作效率與品質。
- 善用活力，增強組織規劃能力，平衡生活。
- 降低衝動傾向與負面情緒，增強 EQ 與人際關係。
- 增強自信心，並找到人生目標，築夢踏實。

在策略面，成人 ADHD 以藥物合併心理治療，尤其是認知行為治療效果最好。對於輕微 ADHD 症狀的個案，單獨使用一些非藥物的相關策略與方法或許還可以，但大部分的典型個案還是會建議先以藥物治療一段時間，待大腦（硬體）生理改善至一定程度後，再加入認知行為治療及其他心理治療（軟體），以達事半功倍的效果。

如果就診時剛好有親友陪同前來會更好，除了有機會讓他們了解成人 ADHD，也可以進一步邀請這些關心患者的家人及朋友加入「治療者同盟」。雖然個案已經成年，但因為常會有拖延、虎頭蛇尾、缺乏組織規劃能力、無法按照計畫進行、容易受挫放棄等問題，如果身旁有人能適時提醒、提供支持，便能讓治療事半功倍，也會減少半途而廢的可能性。

這些「治療者同盟」其實就是所謂的「生活教練」，我也會教導他們如何擔任這個角色，讓他們在陪伴個案回診時，能回報狀況並參與討論。

接下來，我們要確認患者接受治療的意願，尤其是藥物治療。由於目前台灣醫療系統對於成人 ADHD 的治療還不是很成熟，在藥物治療上對成人個案有諸多不合理限制；心理治療的經驗跟專業度尚不足，願意投入的人也不多。所以，我們一開始會先依據個案的狀況，選擇適合的藥物，尤其是有併發症時，要考慮各種藥物的利弊，找出最佳組合，同時建議日常生活上要注意的一些原則，並提供適合的網路資訊或閱讀資料，於之後回診時再討論。

諮商討論及衛教不僅是一開始時進行，每次回診時也會持續，針對個案的進展情況，評估治療效果，修正治療策略與方法。經由診斷與教育得到的新認知，會幫助患者消除長期累積的負面形象，重新建構自我認知，達到內在的改變。同時，也要藉由藥物、心理及認知行為治療的介入，重整生活中的種種細節，試著改善其「結構性」，讓自己更能控制生活，達到外在的改變。

❷ 藥物治療 依症狀服用不同的藥物

藥物是最多實證研究證明，可以直接改善 ADHD 核心症狀、神經心理學功能及腦功能的治療方式。藥物對成人 ADHD 的治療有很不錯的效果，也是初期治療的主要方式，歐美的治療指引已將藥物列為成人 ADHD 的第一線治療方式。目前用於兒童青少年 ADHD 的藥物，也都可用於成人 ADHD 的治療，它們有助於提升專注力、加強執行功能及組織能力、降低衝動性及過動傾向、穩定情緒、加強心理治療的效果，進而提升工作效率、減少失誤、提升自信心、改善社會適應力及人際關係。目前治療 ADHD 的藥物主要有兩大類，包括：中樞神經活化劑及非中樞神經活化劑。

目前，衛生福利部核准治療 ADHD 的中樞神經活化劑為派醋甲酯（ Methylphenidate，簡稱 MPH ），其治療效果最好，大約對七至八成的個案會有明顯效果，所以是治療 ADHD 的第一線用藥。它是透過調控腦部多巴胺系統來改善 ADHD 的核心症狀，又分為短效型及中長效型兩種。

短效型的「利他能」（Ritalin）上市時間最久，累

積的治療經驗也最多，通常是臨床治療 ADHD 的首選，且常是初次診斷 ADHD 的治療用藥。其具有作用效果迅速（服用十五至三十分鐘後開始作用）、劑量容易調整等優點；但也有作用時間短（三至四小時）、初期服用時副作用及衰退感較明顯、需長時間專注的個案得多次服用等缺點。

其他還包括「利長能」（Ritalin LA），藥效約六至八小時，以及「專思達」（Concerta），藥效約十至十二小時；它們的血中藥物濃度較為穩定，但也有作用速度較慢、不易剝成半顆，較難微調劑量等缺點。

有些個案一開始使用 MPH 時可能會產生心悸、手抖、頭痛、腸胃不適、失眠等副作用，但通常這樣的不適不會持續太久，大概幾天後就會減少。一開始從低劑量開始服用，再慢慢拉高劑量，可以減少副作用發生的機率與嚴重度。這些副作用也可以藉由藥物給予時間的調整而減少，例如，調整用餐與吃藥時間等。**另外要注意的是，懷孕或正在哺乳的患者最好不要服用這類藥物，以免對胎兒或嬰兒造成影響。**

非中樞神經活化劑主要為「思銳」（Strattera，學名為 Atomoxetine〔ATX〕），一般作為治療的第二

線藥物。ATX 透過調控腦部正腎上腺素系統，來改善 ADHD 的核心症狀，雖然它對某些 ADHD 核心症狀的改善效果可能沒有 MPH 明顯，然而對於合併焦慮憂鬱情緒或抽搐症／妥瑞氏症的患者、有藥物濫用風險者，以及無法忍受 MPH 副作用的患者，會是比較好的選擇。常見副作用為頭暈、噁心及嘔吐感。另外與 MPH 的不同點在於，ATX 服藥約二至四週後才會有明顯效果，療效可以涵蓋到晚上的時間，也不會影響睡眠。

　　文獻上也有提及其他可以用於 ADHD 的藥物，包括 Bupropion（Wellbutrin，威克倦）、Venlafaxine（Effexor，速悅）、三環抗憂鬱劑（TCA）等，都屬於抗憂鬱劑類。對於不適合使用 MPH、ATX，或是有其他明顯憂鬱、焦慮症狀的成人 ADHD 個案，也是可以考慮的選擇。

　　然而，目前台灣對成人 ADHD 的藥物治療規範還不是很友善。先前健保署規定 MPH（中長效型，多指專思達及利長能）及 ATX 必須「限六至十八歲的個案使用」，此外也強調「如符合前項規定且已使用本類藥品治療半年以上，而十八歲後仍需服用者，需於病歷上詳細記載以往病史及使用理由。」意思就是，如果你

在兒童青少年時期未就診治療，成人後要服用 MPH 和 ATX 來治療時，健保便不會給付，你只能使用短效型的 MPH（像是利他能）及其他藥物。

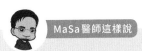

MaSa醫師這樣說

英國精神藥理協會的 ADHD 用藥指南

英國精神藥理協會（British Association for Psychopharmacology，簡稱 BAP）對於服用藥物，曾提供指南供大眾參考，如下：

- 中樞神經活化劑是成人 ADHD 患者的第一線用藥。
- 思銳（Atomoxetin）是成癮物質使用疾患患者的第一線用藥。
- 只要臨床上有效果，就應持續藥物治療並定期評估。
- 密切監控療效濃度和副作用，特別是精神刺激劑。
- 藥物假期（Drug Holidays，指不用上班或唸書的那一天不吃藥）有助於持續治療。
- 合併用藥常見於對藥物出現耐受性的患者，不過缺乏相關研究證實其療效。

　　令人振奮的是，經過臨床醫師及患者多年來的大聲疾呼，最近健保署在和相關的醫學會討論後已達成共識，即將修正放寬給付年齡為「六歲以上、四十一歲以下的個案使用」，期待未來能對成人 ADHD 的藥物治療有更合理的規範跟給付標準。

　　很多人會問，藥物需要吃多久？一般來說，藥物治療通常建議服用至少六個月，以達到較完整的效果。由於每位個案的病情嚴重度與複雜度不同，能否應用其他非藥物的治療程度也因人而異，這些因素都會影響藥物治療的療程。比如說，對於有其他併發症而且沒加入行為治療及心理治療的個案，其仰賴藥物的程度與時間就會比較久。

❸ 心理及認知行為治療 透過諮商或討論，排除不好的想法

　　雖然藥物治療比較簡單，但有時也有其限制。由於成人 ADHD 個案會遇到的問題層面很多，除了主要的 ADHD 核心症狀，還包括生活習慣、人際關係、學業、工作等；有些個案還有其他衍生問題或合併症，像是情

緒困擾、睡眠問題，都需要加以討論處理。

對於這種狀況，藥物治療加上心理及認知行為治療，成為單純以藥物治療但效果不佳時的首選。不過因為門診時間有限，往往很難完整詳細討論，所以某些個案會需要考慮個別心理諮商或團體心理治療。如果個案願意付出額外的時間跟費用，就可以依據醫療團隊能提供的相關治療選項，進一步討論跟選擇。

認知行為治療

出現在 ADHD 個案中的困擾，除了組織與計畫困難、分心，另一個便是情緒問題（例如：焦慮、憂鬱）。這些問題包含擔心生活上的事，對於真的或知覺到成就不佳、未能發揮潛能而感到悲傷。許多 ADHD 個案表示對於無法完成工作，或沒達到自己應有的水準，有一種強烈的挫折感。

以認知行為的角度來看，ADHD 的困擾在認知方面，包含加重 ADHD 症狀的想法與信念。例如，當一個人正面對某些事，他可能會認為「我無法做到」、「我不想去做」、「我等等就會做了」。這些思考會帶來負面感受，將會影響這個人能否好好地完成任務。

治療則包含重建這些型態，並發展更具適應性的想法。**認知行為治療的目標是去辨識沒用的想法，來幫助個案分辨與實行更有效的行為**。在治療的過程中，會進行認知重建練習，發展出合理反應，包括：

- 描述會讓你感到困擾、情緒不佳的事件或情境。
- 列出自己感知到的自動化想法。
- 從多個自動化想法中，挑一個影響自己最深的想法，再辨識出屬於哪一類的偏差，並說明理由。
- 用駁斥性問題挑戰自動化想法。
- 發展出合理的反應（合理反應要用一段精簡有力的句子描述，最好能讓自己方便回想起剛剛回應「駁斥性問題」中的精華）。

雖然，藥物可以給予 ADHD 患者所需要的支持，但是他們仍然必須靠自己做一些努力才能成功。為了更有效地對抗這個病症，個別心理治療及認知行為治療會有所幫助。例如，ADHD 患者需要建立所謂的「結構」來減少混亂，提高效率。專業的治療師能幫助患有 ADHD 的成人，學習如何透過使用各種「工具」，組織他的生活，像是把大型行事曆貼在早上看得見的地方、使用提

圖表 2.1 成人 ADHD 的認知行為治療訓練項目

- 建立結構化環境與規律的作息
- 訓練專注力
- 改善健忘問題
- 提升工作及讀書效率
- 加強時間管理
- 拖延的處理
- 增強計畫及組織能力
- 放鬆技巧與情緒管理
- 減少衝動行為
- 建立自信心與正向思考
- 加強人際互動技巧
- 與家人、伴侶的關係處理

示便條，以及設置專門放鑰匙、帳單和文件的地方等。

心理治療

　　心理治療可以有效地輔助藥物及教育。首先，單是記住與治療師的會談，就是朝向「維持例行公事」前進一步。治療能了解造成長期負面自我形象的經驗，並進一步來改變對自我的看法。治療師可以鼓勵患者，調整適應因治療帶來的生活改變，例如，對於衝動和喜愛冒險的失落感，以及行動前先思考的新感覺。當患者開始成功運用他的新能力，把生活中複雜的事物加以組織時，他們便能開始欣賞 ADHD 的正面特質，像是無限的精力、溫暖和熱情。

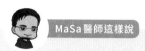
MaSa 醫師這樣說

如何提升注意力？

　　一般而言，我們的大腦對於較複雜的訊息一次只能處理一個，對已習慣化、甚至自動化的行為，處理的時間就能加快，或者同時可以進行很多件事。對於 ADHD 患者，由於引起他們注意的事太多了，導致注意力渙散、無法集中，缺乏選擇與專注力，無法有效完成需要處理的事。透過內在歷程與外在行為的介入，可提升注意力及處理效率。

內在歷程

● 經驗與興趣的關聯

　與個人經驗或興趣連結，可以產生助益，就像是與一件熟悉的事對比，學一件全新的事會比較生疏。

● 強化目標物連結

　承上，利用學過的食物英文單字，練習用英文點餐，加深印象。

● 減低認知負荷

　專心時，減少其他虛耗及大量認知資源的工作，一次專注在一件困難的事就好。

外在行為

- **減少周遭雜訊**
  整理環境時，減少不必要的東西出現在視野中，尤其是與目標物相似的刺激。

- **反覆練習**
  有些注意力歷程能透過練習形成自動化，以減低額外的資源耗費。

- **加強篩選能力**
  面對刺激時，懂得從哪裡開始著手以及簡化任務，也是很重要的，畢竟注意力範圍放得愈大，干擾與資源的消耗也愈大。

團體心理治療

除了一對一的個別心理治療，還有另外一種治療形式，就是「團體心理治療」（Group Psychotherapy）。顧名思義，團體心理治療就是一群特定的人與治療師，透過團體方式達成治療目標的一種心理治療。對於成人 ADHD 個案，可以合併個別心理及認知行為治療，也可以單獨進行團體心理治療，作為個別心理治療不可得時的替代選項。

通常成人 ADHD 個案比較適合的方式如下：

● **支持性團體**（Support Groups）
治療師所扮演的角色為知識上的衛教，並協助個案透過彼此支持，討論 ADHD 相關生活問題的處理心得，來因應生活中的危機事件，恢復與增強個案的因應能力。

● **問題導向團體**（Problem-Focused Groups）
治療師以認知行為治療的概念與方法，協助個案彼此支持、嘗試辨認阻抗、發展出因應策略，並鼓勵個案間分享治療經驗。

事實上，這兩種團體心理治療介入模式可以結合，以認知行為治療作為介入模式，並揉合人際互動取向團體之操作技巧，期待達到情緒支持、學習因應症狀與認知重建之療效。

最重要的是，**患有 ADHD 的成人必須「盡可能」學習對病症有幫助的方法，才是解決之道。**

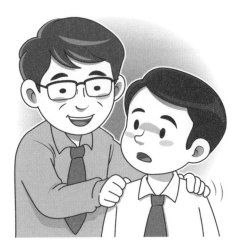

圖表 2.2 團體的支持，也是治療的一種。

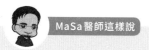

MaSa醫師這樣說

什麼是認知行為治療？為何有效？

顧名思義，認知行為治療就是包含了「認知」及「行為」兩個部分的調整。

「認知」的調整就是要改變原本不良的想法和思考習慣，例如 ADHD 個案遇事容易放棄，同時心裡會出現一些聲音：「反正我又做不到」、「就算做了也做不好」、「這些事情要花我好多時間跟精神，我就是不能坐下來好好做啊！乾脆放棄好了」這些自動化、負面的不良思考習慣，其實是由過去的失敗經驗慢慢累積下來，卻回過頭來阻礙了現在的行動，形成惡性循環。

當了解自己可能會有這種自我偏見後，第一步就是要練習自我察覺；在這些自動化、負面的想法跑出來時，要提醒自己：「又來了。」接著，要告訴自己：「誰說我一定不行？」「我又不笨，不試試看怎麼知道？」「至少可以完成一部分吧？」不論怎麼做都好，就是不要全盤否定自己，至少先把全然負面的想法拉回來一部分。但這樣的正面想法與信心，有賴於正向成功經驗來支撐，這就要靠接下來介紹的「行為」調整方法來幫忙。

「行為」調整最常使用的方法，就是行為理論的「操作

制約」（Operant Conditioning），又稱「工具性制約」
（Instrumental Conditioning）。

「操作制約」是一種由刺激引起行為改變的過程與方法，概念就是：「做一個行為會產生一個結果，之後就這個結果，決定以後是否會再重複這個行為。」例如，孩子把自己的房間整理得很乾淨後，不但得到媽媽的稱讚，還得到了獎賞，即他喜歡的玩具，那麼以後要他去整理房間，他就會比較樂意。用這樣的方法，可以讓個體「學習」到新的行為模式，願意自己去做這件事。

對於 ADHD 個案，可以透過建立一套獎勵自己的方式，例如，完成一小段工作後，讓自己休息一下、起身動一動、吃個點心、喝個飲料……再繼續下一段工作。完成一件比較困難的工作或挑戰時，再給自己一個比較大的獎賞，像是買一件想很久、很喜歡的東西，看一場電影或演唱會，也可以吃一頓大餐或是安排一趟旅遊。

除了這些具體的獎勵，這些成功的經驗透過成就感、家人及同事的讚美等，慢慢地會累積成為「內在的獎賞」，增強自己做事的誘因。這種內在的正向感受與信心，才是最好、最強而有力的正向增強力量。

圖表 2.3 成人 ADHD 的認知行為模式

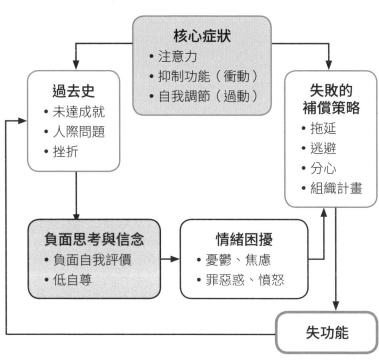

圖表 2.4 認知重建的五步驟

認知重建五步驟

第一步：標記困擾的事件

第二步：辨識出對此事件的自動化想法

第三步：找出自動化想法裡的思考謬誤

第四步：自我詢問與駁斥謬誤點

第五步：重新建立出合理反應

ADHD 需要多少治療時間？
「長期服藥」是否會成癮？

　　由於 ADHD 是腦部成長發展上的不足，在治療上需要一段時間來調整體質，讓腦部神經內分泌達到平衡，建立新的神經連結。而這段治療時間常因人而異，取決於每位患者的症狀嚴重度、病情的複雜性、對藥物反應的程度、有無加入其他非藥物治療方法（例如，心理及認知行為治療）、需要面對生活工作學業挑戰的程度，甚至個案自己的治療規律性而定。**基本上，至少需治療半年至一年，在臨床經驗裡，個案平均的藥物治療時間是二至三年。**

　　在治療一段時間後，若患者覺得症狀及生活各方面適應狀況跟以前相比，已經進步很多時，醫師就會評估症狀是否已改善很多、是否可以自我調整；如果答案都是肯定，就可以考慮慢慢減藥，再看看有沒有需要持續心理及認知行為治療。

　　但要提醒的是，停藥之後若發現症狀又復發，或是生活的挑戰又增加了，可能又需要回診重新評估是否需

要再次接受藥物、心理及認知行為治療，以及重新進行生活規劃。

長期按醫囑服藥，並不會成癮

至於藥物成癮性的疑問，也是門診最常被問到的問題。醫學上對「成癮性」的定義是：「癮」是一種追求樂趣，或是滿足欲望，卻無法自我控制的行為。現代醫學視「成癮」為一種行為的疾病，表示一個人的自我控制能力發生了問題，需要服用藥物才能使日常生活表現正常的強迫行為，並且因而造成自己身體、心理及他人的傷害。

「藥物成癮」或「藥物依賴性」是指反覆用藥所引起的，人體對藥品的心理或生理上的一種依賴狀態，表現出一種無法控制的、強迫性的，必須連續或定期的用藥行為。出現物質依賴狀況後，藥物的需求可能愈來愈高；若突然停止服用藥物，可能出現藥物戒斷症狀。

所以單純就因為疾病治療所需，造成必須長期服用藥物，不能說是成癮。我常開玩笑地說，如果只是長期需要某種東西就叫成癮，那我們每天都需要吃飯、睡

覺，難道是吃飯成癮或睡覺成癮嗎？

　　另外，由於利他能的作用能有效提升 ADHD 患者的專注力，常常被錯誤地比喻成安非他命，但事實上兩者的運作原理和結構不盡相同，作用也有極大的差異。

　　利他能的運作原理是藉由阻止神經傳導物質被回收到突觸前神經細胞，進而提升專注力。安非他命除了會阻止神經傳導物質的回收，也會將突觸前神經細胞儲存的神經傳導物質，在短時間內一次吐光；造成使用者的突觸前神經傳導物質的濃度急速升高，帶來極大的興奮感；也因此極容易上癮，而被列為第二級管制藥品。

　　但用在過動症治療的利他能，則屬於第三級管制用藥，必須經由醫師診斷評估，確定為過動症後，方得憑醫師開立之管制藥品專用處方箋調劑供應。

治療後生活步入正軌，甚至表現更好！

事實上，有一些 ADHD 名人也曾經出來現身說法。他們在某些領域，尤其是創意、表演、運動、音樂等等方面，常常有令人驚豔的成就。比如說美國流行天團魔力紅（Maroon 5）的靈魂人物亞當・李維（Adam Levine）就是在青少年十幾歲時被診斷有 ADHD。另外一個有名的例子是「飛魚」麥可・菲爾普斯 （Michael Phelps）。麥可・菲爾普斯生長在美國馬里蘭州巴爾的摩市，是奧運金牌游泳選手，綽號 「The Baltimore Bullet」（巴爾的摩子彈）、水怪、飛魚。另外像是愛因斯坦、愛迪生、莫札特，這些屬害的人物也都是。

因此，本篇將挑選幾位我過往在臨床上所遇見的個案，透過他們實際接受治療的過程，來說明成人 ADHD 的良好治療效果。

案例 1

原本無法專心、常出包，
治療後能好好工作了

A 先生，三十多歲
症狀：注意力缺失／過動衝動合併表現型＋品行行為疾患

　　A 先生第一次來門診時，是跟父親一起從台中來的。當時他三十一歲、單身，大學肄業也沒有工作。我問他們來看診的原因，A 先生露出靦腆的笑容，身為警察的父親憂心忡忡地說：「他每天在家無所事事，作息不正常，真不知道該怎麼辦……」

　　進一步了解發現，A 先生自小就活潑好動，沒辦法專心上課唸書，成績表現不好，沒耐心也容易衝動。那時候雖曾被帶到兒童精神科確診為 ADHD，然而就像很多個案一樣，因為擔心吃藥的副作用，孩子又不想吃藥，想說等長大就能自行好轉，於是就沒有規律、持續地接受治療。他求學期間多次違反校規，好不容易高職畢業，大學唸不到一年就休學到外面闖天下，卻交了壞朋友，常常打架鬧

事，最後還犯法入獄。

出獄後這幾年間，雖然父親看得比較緊，也多花一些時間陪他，但 A 先生還是無法持續做一件事。他曾在工廠擔任技師，不過工作換了又換，最後乾脆在家混日子，整天無所事事，生活沒有目標。之前服替代役時，因作業常疏漏而被責難，在壓力、挫折、衝動之下傷害自己，被送醫治療。

經過詳盡問診後，A 先生雖然情緒有點低落，睡眠也不好，但並沒有酒精或藥物濫用，也沒有明顯的憂鬱症、腦傷或其他相關疾病。接著，我請他填寫成人 ADHD 的篩檢量表，發現他的注意力缺失分數明顯偏高，過動衝動分數卻還好。

A 先生說：「我知道自己從小就老是出包，讓家人很頭痛，但我也不知道自己為什麼會這樣……」

我安慰他：「至少目前看來問題還不會太複雜，我幫你安排後續相關檢測，看能不能找到癥結，對症下藥。」

兩週後回診，我告訴他們，根據一系列診斷程序後，A 先生確診為成人 ADHD 的「注意力缺失／過動衝動合併表現型」。經過討論，他開始服用「利他能」，我請他先在早上飯後服用低劑量。

　　再次回診後，他覺得效果不錯，也沒感到有什麼副作用。他說：「注意力改善，也比較能靜下心來，但好像只能持續半天，早上吃藥之後，下午就覺得效果沒那麼好了。」於是，我幫他在中午又加了一顆利他能，讓效果可以延伸。調整劑量後，Ａ先生的注意力有了改善。

　　治療幾週後，他說：「黃醫師，跟你說一個好消息，我接受治療後，覺得比較有信心可以好好做事，而且已經找到一份在餐廳的工作了！」我看了他父親一眼，不苟言笑的父親微微點了點頭。後來，因為餐廳工作時間較長又繁忙，中間沒時間再多吃第二劑利他能，對他而言有點困擾。於是，我幫他換了長效型的「利長能」，讓他可以不用擔心藥物的持續效果。

　　一個月後，我再次看到他，他表示藥物的持續效果不錯，但作用時間有點緩慢，不像利他能那麼快有感覺。討論之後，我建議他可以在開始工作前就提前服用藥物，不需等到開始工作時才吃，免得來不及發揮效果。後來，經過這樣的調整，總算比較穩定了。在調整藥物的過程中，我也提供他許多非藥物的處理方法，並請他觀看相關影片（因為他不喜歡讀書）。

　　幾個月下來，Ａ先生的症狀獲得改善，工作也持續穩

定。我說：「看來，我們有找到你長久問題的癥結，也有對症下藥，得到不錯的效果。同時，你也會慢慢建立對自己的信心，重拾人生目標，也不用再讓家人操心了。繼續加油喔！」

他聽了靦腆地笑笑，點點頭，而一直陪伴在一旁的父親也終於露出一絲欣慰的笑容，眼角似乎泛著淚光。

案例 **2**

因衝動、焦慮常與父母爭吵，
透過記錄行為及治療，找回和諧關係

S 先生，二十多歲
症狀：注意力缺失型＋焦慮

　　S 先生與母親一大早就由嘉義來到門診，掛了第二號。很快地，我就請他們進診間，他很高興，因為他急著解決長年以來的問題。S 先生長得很斯文，但上次去參加領隊考試時，由於沒注意到時間，太晚進考場，被取消應考資格。他很懊惱地說：「我就是常常這樣，容易健忘，而且時間感很差。」媽媽補充說明：「這孩子自小就無法專心聽課，老是忘東忘西，也很容易發生意外受傷……」

　　事實上，幼稚園及國小老師都曾提醒父母帶 S 先生去醫院，診斷是否為 ADHD。然而，當時就跟很多家長一樣，因為對藥物有所疑慮而作罷。媽媽接著說：「孩子的成長不算順利，國、高中時也曾因為情緒問題就醫。這次他決定要面對這個問題，我就鼓勵他前來。」

　　了解他們前來求診的緣由後，我接著詢問 S 先生相關的病史資料。當時他二十三歲、大學畢業、單身。國小成績屬於中前段程度，目前從事導遊、領隊工作。國小階段就有注意力不佳、容易錯漏的情形，求學階段常被欺負，也曾還手。

　　他自覺情緒容易浮躁，三年多前，因為覺得壓力大、容易緊張、焦躁，便就診精神科，持續在門診追蹤治療兩年多。平常身體狀況還好，也沒有抽菸、喝酒或使用藥物的習慣；生活算規律，會安排運動、練琴、讀書，也會去教會參加活動。最近因工作及準備考試，讀書效率不佳，沒辦法按照計畫與進度行動，容易拖延而備感困擾。

　　S 先生的症狀篩檢量表分數顯示，其注意力不足的程度偏高，於是我幫他安排了相關檢查。一週後，他跟母親回診，我跟他說明檢測結果：「看來你的注意力／過動狀況雖然有問題，但並不算太嚴重，不過焦慮症狀仍要注意，因為這也會影響注意力及工作、讀書效率。」

　　經過討論，我們決定先治療 ADHD，然後持續觀察焦慮症狀，再考慮如何處理。我開立「利他能」給他，請他由低劑量開始服用，再慢慢調高劑量。同時，我也提供他非藥物的處理方法，請他先觀看相關影片跟書籍，然後回診

時再討論。

　　兩週後，Ｓ先生回診，他將自己的狀況做了詳實紀錄，帶來跟我討論。他覺得服用利他能後，有改善注意力問題，拖延的情況也減少。同時，他也開始用一些認知行為方法來增強治療效果，例如，寫下預期目標、建立工作表與行事曆、使用記事本、時間管理、鬧鐘提醒等。他特別提到，「有突發狀況會焦慮不安、心跳不正常」、「類亞斯伯格，只專注在自己有興趣的話題，並且重複，與人對話會一直迴避眼神接觸……」

　　媽媽也說：「他說話會一直重複，然後我們就容易無端爭吵起來，爭吵點來自思緒不同調……而且他還飆髒話！」「他負向聚焦非常明顯，對於嘮叨的忍受度幾乎是零！」

　　Ｓ先生說：「我搞不清楚我媽什麼時候轉換話題重點，而且一直想反駁我……呃，我根本不想吵架，只是很挫折為什麼她聽不懂我在說什麼。」

　　我試著同理他說：「或許你很急著要讓媽媽了解並認同你的想法吧！」「然後無法對焦，覺得挫折就生氣了，對吧？」「其實媽媽是很關心你的，或許她只是想幫助你。」他點點頭。

我接著說明：「對 ADHD 患者而言，人際溝通也常常是很大的挑戰。由於缺乏注意力跟洞察力，他們常常很難完整地了解對方的談話內容及非語言訊息，耗費時間太久就容易渙散；因為衝動、沒耐心，容易不適切地插話或跳題，講話太急、太快而造成對方的不舒服跟誤會。加上你又容易緊張、挫折，焦慮情緒一上來，使得情況更難控制，造成惡性循環。」

我建議他可以試著在記錄這些事件時，除了自己的觀點，也加入母親的觀點，來增加彼此的了解。此外，也要練習專注單一事件、表達技巧、自我察覺焦慮情境，以及放鬆技巧。在藥物上，我幫他加了一顆抗焦慮劑，來協助處理焦慮症狀。

「家族治療」也有助於改善親子關係

之後回診時，S 先生提到，如果外出時發生突發狀況或回家不準時，會讓他很焦慮，因為父母會守在門口等他。「我不希望父母擔心我的自律能力，我已經成年了，為什麼要把我當小孩。」

我對 S 先生的母親說：「我知道這孩子從小就讓您比較操心，您一直陪他面對，幫他解決問題，也很辛苦吧？」

母親點點頭。

「但是就像 S 先生所說的，他已經成年了，該學會對自己負責。父母需要重新審視並調整自己對 ADHD 孩子的看法及態度，以及彼此間的互動。**要如何在親情的羈絆與尊重孩子的自主能力中，尋求一種平衡，並轉化成陪伴與協助者的關係，是很重要的課題。**像您願意鼓勵陪伴孩子來尋求治療，就是很好的開始。接下來，可以一起了解行為治療的方法與技巧，學習包容與正向鼓勵，這樣一定會更好，關係也會改善。」

之後，我也幫他們安排了家族治療，讓社工師進一步去處理親子間的互動。學習互動技巧後，他們彼此也做了調整，之後關係也漸入佳境。

案例 3

積極治療後生活更有目標，
也學成歸國了！

H 小姐，二十多歲
症狀：注意力缺失型＋焦慮、憂鬱，失眠＋飲食障礙

　　H 小姐在某個夏天夜晚出現在我的診間。當時她二十七歲、單身、研究所畢業，住台北。穿著白 T 恤、牛仔褲、紮著馬尾的她，眨著大眼睛，笑著跟我說她的來意：「我覺得自己一直沒辦法把計畫做好，應該有注意力缺失的問題。」我問她為什麼特地從台北跑來？原來，她大學之前就曾因注意力的問題在台北某醫院精神科看診，也吃了「專思達」，但總覺得效果有限。

　　有感於 ADHD 患者常不了解自己的問題，也容易被家人、朋友誤解，她甚至在唸研究所時，專攻 ADHD 的繪本創作。最近因要準備語言考試，以及申請出國留學的資料，還是感覺效率不佳，沒辦法把計畫做好；另外，在一些事的處理上也很衝動，約會（或約定的時間）容易遲

到，造成生活上的困擾，所以特地前來，希望可以改善長久以來的問題。

　　進一步了解後發現，H 小姐在求學階段並不覺得自己有注意力缺失的狀況。她解釋：「可能那時學校對課業的要求沒太嚴格，成績也還可以，但仔細想起來，確實從小就不會花很多時間在學習上，平常上課就隨便聽一聽，考試前再臨時抱佛腳。」大約高中時，她曾因情緒跟暴食問題就診精神科，雖然有持續在門診追蹤治療，但仍是一個常困擾她的狀況。「常常作息不正常，失眠也是個問題。」她補充說。

　　我聽完之後回答：「看來就像某些 ADHD 個案一樣，妳被各種問題所困擾。有些問題跟 ADHD 可能有關，有些沒有，而且問題也可能互相影響。」我接著說：「但不管怎麼樣，我們都會想辦法一一釐清，才能針對各種症狀好好處理。」

　　我幫 H 小姐安排一系列檢測，結果顯示，她仍有不專心、保持警覺困難的狀況；此外，壓力情緒問題，包括焦慮、憂鬱，失眠，也值得留意。

　　我問她之前的治療經驗，她說除了藥物，醫生並沒有討論其他的治療方式，不過有要她買一些自費的「腦功能保

健品」。她拿給我看，看來只是一些維他命之類的藥丸。我問她吃了有什麼感覺？「很貴，但好像沒什麼差……」她苦笑著說。

因為想尋求其他改善注意力的方式，她也曾跑去參加所謂的冥想靜坐班。「花了好幾萬，都只是叫我想像心裡有一把火，要專心別讓它熄了……」我忍不住笑了，問她：「那有用嗎？」她無奈地說：「根本沒用啊！」

經過討論，我參考了她之前的治療處方，包括治療ADHD、焦慮、失眠的藥物，並做了調整。她也很積極地問我：「醫師，我吃了很多年的藥，情況好像也沒有明顯地改善。除了藥物，有沒有其他治療方式？」

我回答說：「有的。雖然藥物比較方便容易，對很多人也有不錯的效果；但如果再配合一些認知行為、心理治療，症狀會更改善。像妳的狀況看來比較複雜，有些共存的其他情緒行為問題，之前只用藥物治療，效果不明顯，或許需要加入這些非藥物的方法。」

後來，除了固定回診，我們也安排另外的時間做認知行為及心理治療。每次 H 小姐都風塵僕僕地從台北搭高鐵南下，討論的過程也很認真地做筆記。由於她有許多面向的問題，包括焦慮、憂鬱、失眠、組織計畫／時間管理不

佳、房間混亂、拖延、目標訂定、選擇障礙、父母相處、
親密關係等，我們每次都針對一兩個問題做詳細的討論。

　　有時候，H 小姐會因為過去挫敗的經驗，容易沒信心。
我也鼓勵她：「我們無法改變過去，但只要開始努力，從
現在起一定能改變未來！」後來，她也慢慢可以按部就班
準備語文考試、申請學校的作品資料，一年後，她終於順
利前往法國進修，往夢想踏進了一大步！

　　最近，H 小姐捎來了好消息，原來她已學成歸國，正在
尋找合適的工作。我為她感到高興，「這是妳努力的最大
獎賞啊！」我說，並勉勵她記得自己成功的經驗，繼續往
夢想前進。

案例 **4**

服藥不是唯一選擇，
搭配心理治療也能有效果

S 小姐，二十多歲
症狀：注意力缺失／過動衝動合併表現型

　　S 小姐是一位年輕的工程師，二十四歲、大學畢業、目前單身，在科學園區工作。她來就診的原因是：「主管要我來好好處理 ADD（注意力缺失症）的問題……」我心裡想，這滿特別的，於是問她，主管為什麼這麼關心這個問題？她有點不好意思地回答：「因為我在無塵室工作時，不小心把光罩弄破了……那東西要價上百萬！」她的主管了解後，知道粗心大意、不專心是 S 小姐從小的困擾，便要她好好地就醫，處理問題。「嗯，妳運氣真好，遇到一位很不錯的主管。」我說。

　　回溯 S 小姐小時候的狀況發現，她自小學起就時常忘東忘西，讀書效率不佳，成績表現中等。家人都說她很聰明，但散漫不積極，做事三分鐘熱度。大學雖然沒考上理

想學校，但也好不容易考取了人人稱羨的一流高科技半導體公司，擔任護國神山的一員，卻沒想到這個陳年的注意力問題終究還是影響著她。在主管的敦促下，S 小姐先到一般精神科診所求診，也拿了「利他能」回家。

我好奇地問她：「既然妳已經就診，也服用藥物，為什麼還要來找我？」她回答：「因為我當時並沒有做功課，只隨便就近找一間精神科診所。但是醫師只花不到五分鐘問診後就開藥，讓我懷疑這樣的診斷會正確嗎？」她接著說：「後來，我就上網研究了一下，也到 ADHD 相關的社團網站參考大家的經驗感想，所以才找到您的。」

我點點頭，回答她說：「確實診斷的過與不及都是問題，也有不少人是像妳這樣，曾在其他地方就診，但想來做確診的。」

經過詳細問診及量表測驗後，S 小姐是頗像 ADHD 的，於是我進一步幫她安排相關腦功能檢測。結果顯示，她確實有不專心、保持警覺困難，也有衝動抑制問題。由於她腸胃比較不好，之前吃利他能也有一些腸胃副作用，經過討論，我幫她開立長效型的「專思達」。此外，也提供一些非藥物處理方法的相關閱讀資料，並跟她說明：「妳有空可以先了解這些方法，我們日後回診時再慢慢討論。」

S 小姐回診時，我詢問她吃藥的反應，她表示雖然仍有一些腸胃不舒服，但並沒有其他副作用。不過，她還是覺得自己做事比較沒組織，也很難按照計畫去做事。我建議她持續服用藥物，之後再看情況調整劑量。

之後，S 小姐消失了兩個月。再次回診時，她提到偶爾會忘記服藥，而且沒服藥時，注意力跟組織力會變差。「有時候覺得很挫折、沒有自信，做什麼事都提不起勁……」她說。

我鼓勵她：「以前是因為妳沒有察覺自己問題的癥結點，所以無從改善；現在，我們找到了原因，也有辦法可以改善，相信妳會開始好轉，我也會陪妳一起克服這些困難。」

S 小姐開始比較規律服藥後，發現吃專思達還是有腸胃不適跟心悸的副作用，於是我幫她更換另外一種中長效型的利長能。後來，她又中斷了回診。三個月後，她又回來跟我說，這段時間她思考了人生目標，想準備考研究所、繼續進修，但是又說：「我知道藥物對我的專注力有改善，但其實我不是那麼想一直靠藥物，感覺有點矛盾。」

我跟她說：「是啊！有些人對藥物會有這樣的矛盾心態。但其實對很多人來說，吃藥是最簡單、有效的方法。這類藥物並非一定得每天吃，只要妳需要時吃就可以，雖

然就算長期吃也不用擔心有副作用。」

我接著說：「當然，如果妳想盡量減少服藥的可能，我們就要考慮加入其他非藥物的方法，例如，心理治療和認知行為治療等。」

之後，我幫 S 小姐安排了團體心理治療。幾次下來，她的狀況逐漸改善。回診時，她很開心地告訴我：「我現在比較可以按照計畫去做事，效率也變好了！」後來，她也真的順利考取研究所，完成了心願。

案例 **5**

家人可能同時罹患 ADHD，
但不代表一定會遺傳

C 女士，五十多歲
症狀：注意力缺失型

　　在某個初夏的上午，一對母子進到我的診間，然而掛號的是母親 C 女士，而非她的兒子。C 女士穿著整齊的套裝，就像是一位女企業家，她不疾不徐地告訴我：「我女兒之前曾被您診斷為 ADHD，我懷疑自己也有同樣的問題，想來找您確定一下。」

　　她五十四歲、專科畢業，在桃園與人合夥經營一間公司。她有兩個女兒、一個兒子；大女兒一年前在台北為了注意力問題到精神科就診，被告知可能為成人 ADHD，但不放心，又來找我確診；小兒子則是幼時因注意力及過動問題曾就診兒童精神科，但未持續治療。

　　C 女士問：「請問醫師，ADHD 會不會遺傳啊？」我回答：「這個問題也是很多人想知道的。確實 ADHD 也會有

遺傳的可能，就跟很多其他疾病一樣。不過雖然家人同樣罹患 ADHD 的機率會比一般人高，但也不是百分之百會遺傳啊！」

C 女士小時候成績還可以，算中等，但國小老師曾反映她有專注力的問題。後來，這個問題持續困擾著她，影響她的求學過程、工作表現。「其實我很努力。」她說。但在工作上還是常常有錯漏，就算現在當到主管也是這樣，需要有人幫忙提醒。不僅如此，注意力問題甚至影響她的婚姻。

因為常常忘東忘西，容易忘記應該要做的或答應對方的事；要工作又要照顧小孩，常常搞得生活一團亂，家中環境也是如此。前夫覺得她沒有責任感，也無法好好料理家務，為此時常吵架，終究導致離婚。C 女士嘆了一口氣：「原本我也很難接受這樣的結局，但現在想想，我沒有好好認清自己的問題，又怎能怪他不了解。還好我再婚後，現在這個先生比較能包容、體諒我。」

我告訴她：「其實要同時將家庭與事業兼顧本來就不容易，況且還有注意力的問題在作祟。可以感覺得出來，妳很努力也很辛苦。但妳從來沒有想要放棄，對吧？」她點點頭：「是啊！」

　　我讓 C 女士填了成人 ADHD 的篩檢量表，她的注意力缺失分數確實偏高，於是我幫她安排後續相關檢查。由於她很忙，一個月後才找到時間回診看報告。我告訴 C 女士，檢測結果顯示，她的持續注意力有問題，診斷為成人 ADHD。經過討論，我讓她服用「利他能」，請她先由低劑量開始，再慢慢調高劑量。同時，我也提供她成人 ADHD 相關影片跟書籍，請她有空時先觀看非藥物的處理方法及生活上的注意事項，回診時再進一步討論。

　　之後幾次回診，C 女士感覺藥物對她的專注力有改善，錯漏的情況減少，工作效率提升，而且沒什麼明顯副作用。由於她有時晚上也必須專心工作，所以我將利他能調整為一天服用兩次。「但要注意，第二次建議在傍晚服用，不要離睡覺時間太近，以免影響睡眠。」我提醒她。

　　在 C 女士的狀況改善後，有一天，她又跟兒子一起來。這一次，掛號的是兒子。她說：「我很擔心我兒子。」C 女士曾在兒子小時候，因為他的注意力及過動問題帶去兒童精神科就診，但並沒有持續治療。兒子長大後的求學過程並不順利，無法專心上課唸書，也不想去學校，常常蹺課在外跟朋友鬼混，最後索性休學，高中都沒畢業。更令 C 女士憂心的是，兒子竟然跟詐騙集團有所牽扯，案件正

在法院審理中。

　C女士說：「真後悔當時沒讓他好好接受治療，如果有治療，問題可能就不會這麼嚴重。希望您可以盡量幫他！」我回答說：「雖然妳兒子目前的狀況實在令人惋惜，但還好有這樣持續不放棄、關心他的家人，他也願意來找我面對自己的問題。畢竟他還年輕，還是有機會扭轉人生的！我們一起努力看看吧！」

　後來，C女士的兒子也確診了 ADHD，並開始接受相關治療。雖然法院審理還在進行中，但他已經打算先開始學一技之長，學會對自己負責。

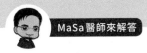
MaSa 醫師來解答

確診 ADHD 是否會影響保險理賠？
公司會知道嗎？

有時候門診的患者及家屬會詢問：「就診後若是有精神科診斷，是否會影響保險給付或被拒保？」以及「公司會不會知道？」這類的問題不只是 ADHD 患者會有，其他精神科患者也常常會有疑問。

一般來說，我們在投保的時候，業務員會詢問健康事項，然後保險公司就會依據告知的健康狀況及財務等條件進行評估，來決定正常承保、批註承保、加費承保或拒保。

在這個階段常常會遇到一個問題，就是拒保條件中常會出現的「有精神病不保」這項。

很多保險業務員及保險公司有很嚴重的誤解，會將「精神病」以為是泛指所有精神疾病。事實上在精神醫學中，「精神病」是一個專有名詞，指的是像思覺失調或是躁鬱症這類比較嚴重的精神疾病，跟一般精神疾病是不一樣的。試想，現代人的精神疾病那麼多，如果把全部精神疾病加起來，可能全人類三分之一以上都可能曾罹患任何一種精神疾病，把這麼多人都拒保合理嗎？而且單就精神疾病這樣擴大檢視的誤解，是一種汙名化、標籤化，也會進一步影響潛在患者的

就醫意願，最後造成個人、家庭的不良影響及社會的損失。

所以正常來說，在投保時我們還是應該誠實告知過去與目前病史，以及治療的狀況。就算有診斷，但是有持續的治療且狀況穩定，保險公司還是有可能考慮在風險不高的情況下加以承保。

至於在保險理賠時，保險公司會依保險法一二七條：「保險契約訂定時，被保險人已在疾病或妊娠情況中者，保險人對是項疾病或分娩，不負保險金額給付之責任。」來加以考量。比如說如果是投保前已確診 ADHD，那之後投保的保單就不會對因 ADHD 直接引起的相關疾病或意外做理賠，但如果是其他的狀況，還是應該理賠。

另外一種狀況是投保後才確診，就比較明確。因為只要就醫日期是超過等待期，也就是投保後才發生的疾病，一般不會影響理賠，就依照保單理賠項目的內容及定義來進行理賠程序。

最後，關於公司是否會知道個案的就診紀錄跟診斷？答案是不會的。因為在醫療法、醫師法及個資法等皆有明確規定醫師的保密義務，除非法律另有規定的除外狀況，例如病人同意時、醫療場域之病情告知、以專家證人或鑑定人身分提供意見時，或依法具有通報義務等。

第 3 章

做好六件事，
和ADHD和平共處

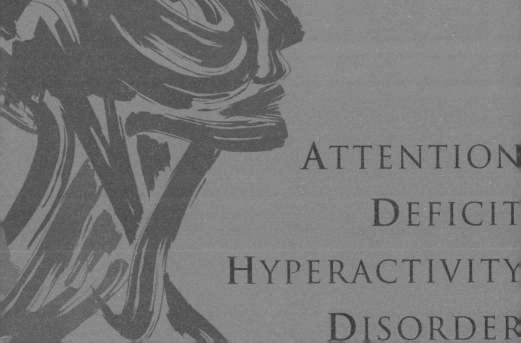

ATTENTION

DEFICIT

HYPERACTIVITY

DISORDER

調整生活方式，
也是治療的一種

　　前一章已介紹醫療上的治療方法，以藥物加上心理及認知行為治療，可說是目前最佳的治療模式。但很多患者跟家屬都會問：「除了這些治療，平常還要注意什麼？要做什麼調整？」

　　在初期的諮商討論／衛教階段，我會對 ADHD 患者的日常生活保健做相關建議。但由於門診時間有限，通常也無法做太多、太深入的討論。再加上個案的問題跟狀況也不太一樣，所以通常我會跟他們還有家屬（如果有一起來診間）說明幾個重要的概念與原則，同時也會建議患者先觀看相關影片或閱讀相關書籍，在後續的回診時再討論，這樣比較事半功倍。若還是感覺不足，就要考慮另外安排做心理及認知行為治療，進一步提供更有系統、更詳細的方法。

　　在本章裡，我會針對 ADHD 日常生活的保健與調整，提供一些可以自我練習的方法，讓沒有接受心理及認知行為治療的個案，也可以透過自我保健，改善

ADHD 症狀帶來的困擾。

　　我會先從環境、作息開始談起，來說明如何建立所謂的「結構」。接下來我會介紹如何應用「認知行為」的方法，改變思考及行為的習慣，包括拖延、時間管理、沒效率、健忘、衝動等問題。

　　然後我們會討論如何處裡情緒問題，改善因為諸事不順而容易產生的生氣、憂鬱、焦慮等困擾。

　　接著我會從溝通技巧切入，並以常見的幾個場景，像是群體、一對一，以及講電話時，提供幾個實用的人際互動求生技巧，說明如何改善人際關係。

　　另外，也會提供一些飲食補充品的相關資料，來強化腦部的營養保健。最後，則會有一些有趣的遊戲訓練及練習方法，來當作生活中注意力的訓練及補償。

環境 生活愈混亂，愈需要建立「結構」

工欲善其事，必先利其器。要面對 ADHD 患者的混亂日常，建立所謂的「結構」是很重要的一環，意思就是以「結構化」協助其自我規範。「結構化」包括將日常用品和工作、唸書場所固定專區與位置，以及將日常作息事項固定時間與順序。

要做好一件事，準備工作非常重要，尤其是環境。因為 ADHD 的主要症狀是無法集中注意力，容易被外界不相關的刺激所干擾，若要提升專注力，首先就要選擇或創造一個單純、簡潔，可以阻絕或降低外界事物及聲光干擾，容易集中精神的環境。

● 位置——安靜、單純，或選靠角落的座位

工作或唸書前，要先看一下「風水」，意思是選擇一個有合宜光線及通風、安靜且不容易被干擾的環境。如果是在家裡，最好選擇離客廳較遠的房間，坐在遠離門而且面對牆壁的位置。如果是在辦公室，盡量選擇遠

離人來人往的位置，或是有一些視線阻隔的位置，避免一直注意到周遭的人事物。若是在圖書館或咖啡廳、速食店，也要盡量選擇角落、遠離走道並面壁的座位。

● 聲音——背景要無聲，或選擇放鬆型音樂

要想辦法避免聲音的干擾，像是手機可設成靜音。若周遭的聲音干擾還是太大，可以考慮戴耳塞。如果你習慣邊聽音樂邊做事，這時候就要考慮合適的音樂，建議選擇不會太吸引注意的旋律或歌詞，而是偏向放鬆平穩的背景音樂。

● 視覺——桌面只放進行中的資料，以減少干擾

首要之務是避免其他景物的干擾。工作區牆面上保持簡潔，除了一些可以提醒自己工作、唸書或休息的時程表，不要有其他海報或擺設。桌面也要保持整齊、乾淨、有條理，雜物不要太多，最好事先整理收納，只放跟目前作業有關的東西就好。光線以自然光最好，或使用柔和的燈光照亮工作區域即可，以減少注意到其他不相關景物的機會。

在家中比較可以自由變更物品的擺放位置或裝潢，

但在公司的限制就比較多。既便如此，我們還是可以運用「障眼法」來阻斷周遭的視覺干擾，例如，利用隔板隔開自己跟同事的辦公桌；或是堆高桌上的資料、書籍等物品，建構某種阻隔的感覺；甚至可以用雙手遮蔽左右兩方的視野，讓視覺集中在目標區域。

對 ADHD 個案而言，規律與習慣就是建立一種所謂的「結構」。這樣固定的「結構」有助於減少干擾，提升專注力及效率。**所以，一旦選擇或創造了一個適宜工作、唸書的環境，就盡量讓它固定專為工作或唸書使用，避免做其他用途（例如玩樂）。**讓自己習慣那個環境與氛圍之後，每當再次進入該環境時，會更容易進入戰鬥模式。

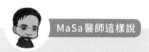

就是不會整理環境，怎麼辦？

雜亂無章是 ADHD 個案常見的特徵，不管是在環境或日常生活中，都常常造成問題。在這裡，我們先講環境雜亂的部分，至於生活上的雜亂，留待後文再做說明。

ADHD 個案的雜亂無章，是源自腦部的注意力、記憶力、計畫能力及執行功能的問題，而非比較懶散。當他們開始做事時，環境雜亂可能又會影響專注力及效率，造成分心或找不到需要的東西。**如果想改善環境，要做好兩大工作，即「清理」和「儲存」。**

首先，將這個地方（房間或辦公室）的東西按使用頻率高低做分類標示：❶ 常會使用；❷ 偶爾使用；❸ 很少用或很久沒用。再準備三個大箱子，按使用頻率清單將物品分別放入。通常建議先找出常用物品，接著再將其他物品分成剩下兩類，如果發現難以決定是哪一類時，就丟到「很少用或很久沒用」的區域吧！

接下來，先整理「常會使用」的箱子，將它們擺放在容易取得的地方。並在其他兩個箱子上貼好箱內的物品清單，然後擺放在暫時儲藏或比較遠的區域。最後是很重要的一步，就是要定期再回來檢視這些物品，看看是否需要重新分類；

若發現某些東西還是一直用不到，就可以考慮丟到垃圾桶。最後，這些清理和儲存要定期進行，以免過一陣子不注意，環境又逐漸雜亂起來。

自我練習　這樣做，改善環境

① 開始做事前，先找一個安靜、不容易被干擾的環境，要有合宜的光線及通風。

② 手機先設成靜音，並選擇合適的音樂，周遭太吵時要考慮戴耳塞。

③ 工作區牆面及桌上要保持簡潔，只放置跟目前作業有關的東西。

④ 固定在一個適宜的環境工作或唸書，並盡量讓它固定用途，不作他用。

⑤ 定期清理環境及篩選物品。

作息　按表操課，
安排規律的生活

● 安排順序與規律的作息

針對個案的不同生活型態與需求，建立每日、每週，甚至每月的「生活作息表」，包括什麼時候起床、工作或唸書、休息、娛樂、外出、運動、吃飯、睡覺等，做合理的安排。

一旦確立可行的「生活作息表」，就要每日遵循，照表操課。長期且持續的規律作息，有助於減少日常生活的混亂感，進而提升專注力及工作唸書的效率。

● 培養良好的睡眠習慣

ADHD 個案常會有睡眠問題，而睡不好也會影響白天的精神與注意力，以及情緒。睡眠時間長短，因為有個體差異性，所以大概在六至十小時都還算正常。我們每晚連續會有四至五個睡眠循環，平均每個循環大約九十至一百一十分鐘，一開始的循環較長，也是最能恢復精神的期間。每個循環是由幾個期間組成，包括淺睡

（第一和第二期）、深睡（第三和第四期）、REM 睡眠
（快速動眼；作夢期）。

睡眠產生的問題有些是因為環境因素、時間管理不
當、熬夜或睡眠習慣不好，或是壓力產生的焦慮憂鬱；
有些則是大腦調控的睡眠節律出了問題，或是其他身體
因素（例如，睡眠呼吸中止症）等。

不管如何，都可以藉由建立良好睡眠習慣來改善，
包括：

❶ 固定起床、就寢時間，午睡不過長，假日不補眠。

❷ 避免接近傍晚時食用刺激性物品，例如茶或咖啡。

❸ 睡前沖澡或泡熱水澡。

❹ 避免在晚上從事刺激或需專注的活動，例如在睡前
工作或運動。

❺ 睡覺時關閉 3C 用品，不收 LINE 和 E-mail，以避
免大腦繼續活躍，且螢幕發出的藍光源也會刺激大
腦，讓人難以休息。

❻ 睡前喝杯熱牛奶，但要避免吃太飽或喝太多流質。

❼ 務必關燈，連夜燈也不留，因為光線會抑制褪黑激
素的分泌，妨礙睡眠品質。

❽ 調整臥室溫度，將室溫調降至攝氏二十五度左右才容易入睡。因為睡眠時核心體溫會降低，若室溫太高會干擾睡眠週期。

❾ 選擇一個稍具隱匿遮蔽的房間及角落，用來當睡房及擺設睡床，因為臥室是你的窩，應是安靜且感覺安全的。

❿ 盡量減少影響睡眠的環境因素，比如說噪音、強烈的光線、異味、手機、電視等。

⓫ 選擇軟硬度適合的床墊，以及支撐度及高度適合的枕頭。

⓬ 常清洗被單，床單洗淨後的清新味道也能助眠。

另外，也可以採用簡單的行為技巧，例如「刺激控制法」，即睡房跟床只用於睡覺，避免在床上閱讀、看電視或吃東西；睡不著時不要硬躺，可以起來坐一下，等到有睡意時再重新躺床。如果這樣還是不行，就要回頭好好審視、處理生活中的壓力，或是接受醫師診治，處理焦慮、憂鬱症狀。

● 養成運動的習慣

適度的運動是 ADHD 患者在「生活作息表」中不可或缺的一環。運動時，我們會感到愉快放鬆；規律的運動也有助身體代謝，增加血液循環，刺激大腦活躍。對於患者而言，規律運動有助提升專注力及持續度。

運動除了是日常保健，也有緊急處置的功能。例如，工作或唸書一段時間後，發現開始坐不住、無法專心，這時候稍微做些運動，就可以讓大腦重新開機，繼續進行手邊的事情。

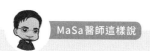 MaSa 醫師這樣說

理解生理時鐘，才能調整作息

生物體內本來就存有能夠自我調節的機制，透過神經內分泌的運作來調控每天的作息與活動，也就是生理時鐘，形成所謂的「日夜節律」（Circadian Rhythm）。

生理時鐘與外在環境刺激密不可分，存有共振效應。所以日出而作，日落而息，是真有科學證據支持的，**當身體和環**

境能和諧共處，生理時鐘便能順利運作。

科學家並發現，人體中存有「時鐘基因組」（Clock Genes），是一種屬於生理時鐘的調節因子，能幫助身體識別二十四小時的生理週期，讓身體能跟隨外在環境來產生相對應的變化或反應。因此，當睡眠時間無法配合日夜變化，熬夜及生理時鐘紊亂時，身體會變得有點不知所措，久而久之，便會產生許多慢性疾病，也會影響專注力與情緒。

我們的身體要能運作，很重要的一件事就是要讓身體習慣有「日」、「夜」的節律，這個日夜節律的建立，一定要從白天適當的活動與夜間足夠的睡眠著手。

自我練習 這樣做，調整作息

❶ 建立每日、每週，甚至每月的「生活作息表」。

❷ 每日遵循「生活作息表」，照表操課。

❸ 固定起床及就寢的時間。

❹ 注意睡眠衛生，建立良好睡眠習慣。

❺ 訂出時間，養成運動習慣。

時間管理 降低分心因素，提升效能

　　ADHD 患者的許多日常生活問題，包括拖延、時間管理不良、健忘、工作效能不佳、衝動等，都可以用認知行為治療的原理與方法來改善處理。詳細的原理可參考第二章頁 85 的內容。本篇則著重在平日可實際操作的方法上，以幫助患者安排生活。

如何處理拖延？

　　遇到稍微麻煩，需要花一點時間跟精神來處理的「正經事」，往往就會晾在一旁，遲遲無法開始著手，這是 ADHD 患者的日常。一開始，可能是因為容易分心的緣故，看到旁邊的事物就忘了原本要做的事，但後來就變成一種壞習慣，東摸摸、西摸摸，需要過多的準備動作，等到「熱身」結束，也沒剩下多少時間可以做事。長此以往，變成一種惡性循環，因為過去不成功的經驗，導致遇到這類事情時，心理的抗拒更大，更不想做。

要打破這種惡性循環，首先要用前文所說的「從環境開始」，降低分心的環境因素。接下來，必須用認知行為的原則，調整習慣。先破除自動化的負面想法，告訴自己：「我可以先專心一段時間、至少可以完成一部分工作。」然後，關掉手機、就定位，開始工作。累積一些成功的經驗後，會增強自信心，下次就敢對自己說：「看吧！我可以。」之後會更容易上手。

但你可能會發現，最難的部分是一開始進入專注的戰鬥模式。這時候可以先練習「一分鐘全集中呼吸專注法」，先閉上眼睛，慢慢深呼吸，讓自己感受這一分鐘的長度。你會發現這一分鐘好長啊！但你還是要繼續慢慢深呼吸，然後下定決心告訴自己，現在要進入專注的戰鬥模式了。張開眼睛後，除了該做的這件事，其他就先一概不理吧！

如何加強時間管理？

ADHD 患者常會覺得時間不夠用，但事實上，不是時間太少，而是缺乏時間管理能力，導致工作效率不佳。要解決這個問題，可以依循下列幾個步驟開始著手

規劃時間，進行管理：

❶ 以年、月、週（可依事情大小做調整）的時程，確立短、中、長期目標。

❷ 目標可能不止一個時，就要以重要性與急迫性的程度，排定優先順序。

❸ 列出每階段目標需要進行的工作內容與項目。

❹ 預估完成每個項目的工作時間。

❺ 依據個人的作息排定工作表，要注意別排太滿，預留足夠的休息時間做緩衝。

❻ 使用月曆、桌曆，或行事曆 APP（例如 Google 日曆），將這些項目記錄起來。

❼ 建立「今日工作表」，並開始執行。

❽ 定期檢視實際執行狀況，並根據可行性來調整工作表的時間跟項目。

　　最後，當達成短、中、長期目標時，可用頁 93「認知行為治療」的獎勵方法，激勵自己繼續努力。

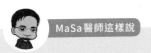

MaSa醫師這樣說

用「番茄鐘工作法」來進行時間管理

事實上，前陣子受到熱列討論的「番茄鐘工作法」，也是應用這樣的原理來進行時間管理。簡單來說，該方法使用一個定時器，分割出二十五分鐘工作時間和五分鐘休息時間，決定待完成的任務後，就持續工作二十五分鐘，並記下一個 ×，之後短暫休息三至五分鐘。原則上每記下四個 × 時，便可休息十五至三十分鐘。

番茄鐘工作法的關鍵是規劃、追蹤、記錄、處理，以及可視化。利用這樣的模式來做事時，不但便於預計工作量，也能在記錄工作成果時獲得成就感，並成為未來自我觀察及改進的數據參考。要提醒一點，這些時間的分割並非絕對；我們可以依據個人的狀況做調整，比如說一開始覺得二十五分鐘的工作時間太長時，也可以先縮短成二十分鐘。

此外，除了使用定時器，手機也有一些相關的 APP 可使用，只要輸入「番茄」、「Tomato」、「Pomodoro」、「FLOW」、「FOCUS」等關鍵字，便可搜尋到應用程式並下載使用。

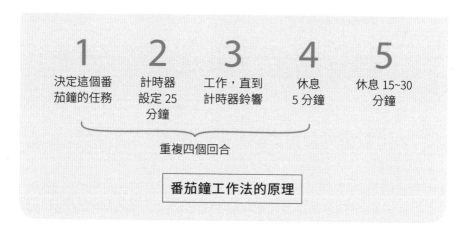

如何提升工作效率？

我們常常遇到一種狀況：事情一堆，一件接一件來，不知該先做哪一件事情，同時做又感覺一團亂。這時候我們可以利用「重要／急迫四象限」的原則，依據事情的輕重緩急，來安排它們的先後順序，提升工作效率。

實際操作上分為一個準備步驟，以及兩個執行步驟。準備步驟就是當新的工作或任務出現時，記得「踩剎車」，先想想它的輕重緩急，而不是一件事情來就馬上埋頭苦幹。

圖 3.1 以「重要／急迫四象限」來分類工作

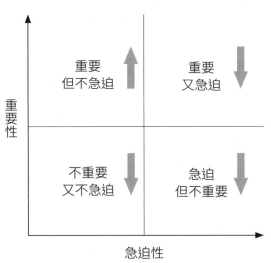

執行步驟第一步，先將手頭上的工作清單依據「重要」、「急迫」程度做分類。結果可能會分成四種，分別是：❶ 重要又急迫（比如說近期的重要報告、不趕快安排跟完成就會造成嚴重後果或代價的事、危機事件等）；❷ 重要但不急迫（攸關未來重要計畫跟目標的準備工作、建立人脈、自我成長、防患未然等）；❸ 急迫但不重要（每天的電話、E-mail、例行性報告、突發狀況或不速之客等）；❹ 不重要又不急迫（整理、清潔、

可有可無的購物、追劇、上社群媒體等）。

執行步驟第二步，就是要著手進行工作。當然我們必須要先解決那些「重要又急迫」的事項；之後就要專注在「重要但不急迫」事務的消化處理，長遠下來才能減少壓力，提升工作效率。

要提醒的是，當事情開始累積，感覺有壓力時，也要記得「喊暫停」，重新檢視原本的事務分類表，看是否需要做調整。

如何改善健忘問題？

ADHD 個案最常見的丟三落四、忘東忘西，也有一些小技巧可以改善。首先要建立習慣，在每天睡覺前，根據工作計畫稍微想想隔天有什麼事情要做，建立每日工作檢核表或備忘錄，然後記錄在隨身記事本上，方便隨時查閱，或是使用手機備忘錄、提醒事項的 APP 等。由於個案的時間感通常不佳，如果怕忘記時間，也可以多放幾個時鐘，或設定鬧鈴及計時器提醒。

另外，可以多利用提醒卡和便利貼，將容易忘記的事情寫下來，貼在顯眼處或常會經過的地方，像是電腦

旁、門口、冰箱、錢包等。若臨時有接到指令或想到什麼事又怕忘記，除了用隨身準備的紙筆記錄，也可用手機拍照或錄音。由於患者的聽覺記憶比視覺記憶好，用手機錄音及語音提醒也是很不錯的方法。

最後，養成隨時查閱這些提醒卡或備忘錄的習慣，除了起床時先查看一遍，有空檔或每隔一段時間就拿出來再複習，同時將完成的項目劃掉，也會有成就感喔！

在精神最好的時段做事，才能提升效能

除了上述提到的方法，還有一些小技巧可以提升工作及唸書的效能。

首先我們要知道，找出最有生產力的時段，比強迫起床或熬夜工作更有效率。人體內其實有一個固定的生理時鐘在運作，透過神經內分泌來調控每天的作息與活動，形成所謂的「日夜節律」。一般來說，大腦的最佳運作時間始於剛睡醒的一至兩小時，中午過後，腦部的活躍力會開始下降。但日夜節律也會受到環境及作息影響，加上每個人的生理時鐘也會有個體差異，所以需要

好好觀察自己的生理時鐘。

　　了解自己的生理時鐘後，依據每個人的狀況找出精神最好的時段。該時段不但適合安排要花費心力或有挑戰性的事，也是高效工作或唸書的最佳時間。然後再把比較簡單的事安排在其他時段，最後，把精神狀況最不好的時段拿來休息或玩樂。

　　另外，比較大的計畫往往需要花費很多時間跟精力，讓患者無法一次做完，導致常需要從頭來過，或是半途而廢。所以，這時候應該先將大計畫分割成幾個較小的計畫，依據先前提到的時間管理法，將它們一一排入工作表。

　　最後，還有一個不錯的方法，就是「工作遊戲化」。以玩遊戲破關的概念，將這些枯燥乏味的工作化成有趣且有挑戰性的事，這樣會更投入。

||||||||||||||||||||||||||||||||||||||||||||||||||||||||||||||||||||||||||||||||

自我練習 這樣做,提高效率

① 先破除自動化的負面想法,激勵自己。

② 練習「一分鐘全集中呼吸專注法」。

③ 想好明確的工作目標,依據輕重緩急來排定計畫。

④ 找出精神狀況最好的時段,安排做最花精神、最有挑戰性的事。

⑤ 建立「今日工作表」,並依「番茄鐘工作法」來工作。

⑥ 多利用提醒卡和便利貼,或手機備忘錄來自我提醒。

||||||||||||||||||||||||||||||||||||||||||||||||||||||||||||||||||||||||||||||||

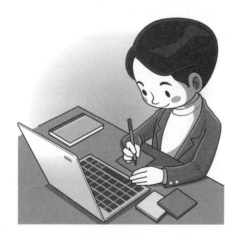

圖表 3.2 利用便利貼記事,也能提高效率。

情緒　諸事不順，更需要有好EQ

　　衝動、沒耐心是 ADHD 患者常見的核心症狀之一，表現在情緒上會變成調控不良，一旦遇到不順心的狀況就容易急躁、惱怒、暴衝。同時，因為 ADHD 的症狀會影響學業、工作、人際關係與家庭，這些問題造成長期的挫折、自卑及低成就感，容易導致憂鬱；因為擔心自己做錯事被責罵，內心常常惶惶不安，也可能導致焦慮。我們可以藉由一些心理及行為上的方法，來改善這些情緒上的困擾。以下針對不同情緒，提供幾個實用的求生技巧。

如何改善衝動症狀？

　　沒耐心、急躁、衝動也是 ADHD 個案常見的問題。他們遇事常沒經過深思熟慮、衡量利弊得失與適合的選項，就直接用直覺反應。不管是脫口而出、口不擇言、不耐久候、打斷別人的談話或工作、魯莽不計後果、衝

動投資或購物、開車或騎車暴衝、亂發脾氣等，都會造成許多不良後果。

這類衝動症狀也可用下列認知行為的方法來改善：

❶ 自我察覺

首先，要練習對衝動行為的自我覺知，初期可能需要別人提醒，知道自己又開始急躁衝動了。

❷ 喊停並深呼吸

發現自己急躁並衝動時，先在內心喊停，做幾次深呼吸，在心中默數一到十，不要急著行動。

❸ 拉開距離或暫時離開

將視線轉開，改看其他地方，或暫停休息，去倒杯水、上個廁所。

❹ 自我對話，以扭轉認知

接下來，告訴自己：「生氣只是因為挫折。」「我太急了，應該再給對方時間。」「生氣不能解決問題，只會壞事並讓自己不開心。」「有那麼嚴重嗎？」「有

這麼需要，一定要買嗎？預算夠嗎？」「有沒有其他更好的解決方法或替代方案？」等。透過這些話來扭轉想法。

❺ 轉移注意力

萬一發現自己做完上述的步驟還是很煩躁，這時就要在腦海中把思緒轉移到其他有興趣的事情上。例如，回想上次跟好友出遊的趣事跟美景、想想家裡心愛的寵物，或是做一下伸展、聽一首喜愛的歌、看看社群上有什麼有趣的事情，甚至是查看行事曆，了解還有哪些待辦事項。

生氣時，如何化解？

首先，我們要知道，人們遇到不順心的事會憤怒，是因為心理感到挫折所產生的正常反應。但 ADHD 患者的反應速度跟幅度往往更快、更大，而引來較多的衝突和批評。這個問題可以用這些方式來化解：

❶ 平常就要先練習察覺自我的情緒。

❷ 發現情緒快爆炸時，趕快喊暫停，並深呼吸或在心裡默數。

❸ 然後問自己：「我為什麼會這麼生氣？」並自我對話：「生氣不僅於事無補，還可能壞事，得不償失。」接著，自我鼓勵：「我可以試著用比較和緩的方式，跟對方理性溝通，表達我的想法、期待，與心裡不滿的事。」

❹ 如果發現情緒還沒辦法平復，就先轉移注意力或離開現場。

❺ 平常也可以找治療師、家人或好朋友，針對會引發怒氣的情境進行角色扮演，反覆演練。

　　上述方法的目標就是要在面對挑釁與挫折時，可以心平氣和，用比較理性、建設性的方式來表達不滿的情緒，讓對方理解自己的感覺與想法，取代暴衝式、破壞性的直接情緒發洩，以達到溝通目的。

憂鬱時，如何改善情緒？

我們遇到不願發生的事會憂鬱，是因為心理感到失落所產生的反應。ADHD 患者常常因為長期的表現不理想與挫敗經驗，造成缺乏自信。每次遇到困難或挑戰時，過去的陰影及負面想法就會浮現：「哇！又來了，這下慘了！」「我再怎麼努力都沒用。」「反正他們就是不喜歡我。」「一定又會被罵。」等。

事實上，典型憂鬱症的負向認知三部曲就是：❶ 對自己總是負向觀感；❷ 對外來經驗總是負向解釋；❸ 對未來充滿負面想法。這些負向反應跟想法總是會不經大腦驗證，遇到狀況時便自動而快速地出現。所以，要化解憂鬱情緒的重點，就是要破除上述的自動化負面思考，並學習正向思考及行動力。該怎麼做呢？

❶ 首先，平常就要開始練習自我察覺，了解自己的情緒狀態。

❷ 進行情緒處理三部曲，並且記錄這些想法跟嘗試的做法。

1. WHAT ──我現在有什麼情緒？

2. WHY ──我為什麼會有這種感覺？

3. HOW ──如何有效處理情緒？

❸ 練習「大腦轉念健康操」，試著思考壞事的可能正面意義。像是研究所沒考上、班機沒趕上、無薪假等，看似壞事，但換個角度想，有可能是轉機。

❹ 每天睡覺前，練習「好事成三」，即在睡前寫下三件好事，自我說明為什麼會讓自己快樂或高興。只要持續進行，可提升幸福感，同時也能改善睡眠。

❺ 遇到困難或挫折的當下先自我察覺，找出自己的自動化負面思考，並進行❷的「情緒處理三部曲」。

❻ 嘗試正面思考：「我沒必要成為萬人迷，只要頻率對的人了解我就好」、「沒有人是完美的，我也有優點跟比較擅長之處」、「不是我不行，是我還沒用對方法」、「雖然我做得還不夠理想，但我有找到方法，慢慢在進步了」、「環境沒辦法改變時，就改變心境吧！」最後，記得告訴自己：「看吧！其實我可以的。」

❼ 最後，讓成功的正向經驗取代之前的負向經驗與想法，化為信心的正向循環。

如何化解焦慮？

人們遇到有壓力的事會焦慮，是因為心理感到危險所產生的正常反應。ADHD 患者常因為長期的表現不盡如人意與失敗經驗，造成缺乏自信。

遇到事情或挑戰時，過去的陰影及負面想法就浮現出來：「天啊！這也太難了！」「之前就出包了，這次一定也會很糟。」這樣的擔心揮之不去，嚴重時，連身體都開始不對勁，像是口乾舌燥、手抖、冒汗、心悸、胸悶、換氣過度、坐立不安等自律神經失調的症狀也可能會出現；甚至上場前腦筋一片空白，整個表現又是一團糟，形成一種惡性循環。

要化解這些焦慮情緒，就要從兩個部分著手。

❶ 平時可練習一些減壓的放鬆技巧

1. 調息：屬於深吸、鬆呼的腹式呼吸，重點是細慢悠緩。
2. 調身：讓全身肌肉鬆弛，重點是先縮緊、後放鬆。
3. 調心：利用冥想來想像自己處於令人愉悅的優美情境，重點是盡量用五官去感覺。

❷ 遇到緊張、有壓力的事時，選擇轉念

1. 先自我察覺，找出自己的自動化負面思考。

2. 接著，問自己三個問題：「我這樣想，有確切的證據嗎？」「事情是否還有其他可能的解釋？」「結果真的一定會變得那麼糟嗎？」通常這樣想過以後，就不會覺得壓力那麼大了。

3. 同時，也可以多練習放鬆技巧（調息、調身、調心），降低焦慮，恢復平靜。

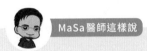
MaSa醫師這樣說

什麼是「自動化想法」？

　　人的感受和行為大部分由其想法所決定，情緒困擾也是如此產生。然而，我們必須練習才能學會注意自己的某些思考，因為這些想法的出現是自動而快速的，若不留意很難察覺，這種想法稱為「自動化想法」，包括邏輯錯誤、認知扭曲等。我們設想一個常見的生活情境：

事件 你跟老闆的工作討論時間又快到了，但進度卻落後。

想法 這時候，你的腦中會有兩條思緒：

❶ 意識層面：思考著怎麼快馬加鞭趕上。

❷ 潛意識層面：「再玩一下應該還是趕得上」、「老闆可能會法外開恩」、「我真是沒救了」、「做不到我就是白痴」等。

這些自動出現的潛意識思考，就是「自動化想法」。信念與思考歷程的改變，往往也會改變感受和行為。認知行為治療的目標，即在於改變自動化思考的方式，以及進行「基模」（Schema）重整的工作。

註：基模的概念是由發展心理學家尚·皮亞傑（Jean Piaget）所提出的「認知發展理論」（Cognitive-developmental theory）中的一個概念。意思是指個體運用與生俱來的基本行為模式，以了解周圍世界的認知結構。基模有時也稱為認知基模或圖示。

||||||||||||||||||||||||||||||||||||||||||||||||||||||||||||||||||||||||||||||||||

自我練習　這樣做，改善情緒

① 學習減壓的放鬆技巧：調息、調身、調心。

② 練習察覺自我情緒。

③ 學習找到「喊停離開」的時機。

④ 熟悉情緒處理三部曲：「WHAT ？ WHY ？ HOW ？」

⑤ 練習「大腦轉念健康操」與自我對話。

⑥ 與家人、朋友一起演練「理性溝通」的技巧。

⑦ 每天睡覺前，寫下三件好事。

||||||||||||||||||||||||||||||||||||||||||||||||||||||||||||||||||||||||||||||||||

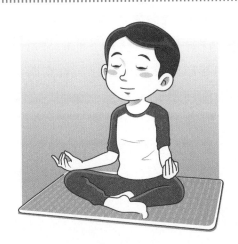

圖表 3.3 瑜伽、冥想能放鬆身心，避免焦慮。

溝通技巧 依據場合，練習不同的互動方式

　　我們幾乎每天都會跟人互動，不管是購物辦事、跟家人朋友吃飯、上課開會或講電話，還是回 LINE 訊息等。這些人際關係或長或短，但互動成功與否，都取決於良好的溝通技巧。簡單來說，溝通包含理解對方跟表達自己，不僅透過言語上的聆聽與說話，也需要利用「肢體語言」及「臉部表情」來增進溝通。

　　對於 ADHD 患者而言，這兩個部分都是很大的挑戰。由於缺乏注意力及洞察力，他們常常很難完整了解對方的談話內容以及非語言訊息，耗費時間太久就容易渙散。因為衝動沒耐心，容易不適切地插話或跳題，講話太急太快、肢體表達動作太大，進而忽略人與人間的距離界線。這些情況都會讓對方有不好的印象，包括：心不在焉、聒噪白目、文不對題、魯莽急躁、沒禮貌、自我中心等，進而影響人際關係。

　　若想改善人際關係，要從溝通技巧著手。事實上，人際溝通就好比跟其他人一起跳舞，需要注意對方與自

己的動作，互相協調才不會踩到腳或跌跤。以下，我將以常見的幾個場景為主，像是群體、一對一，以及講電話時，提供幾個實用的人際互動求生技巧。

參加「群體活動」時

要參加比較重要或正式的團體聚會時，記得：

❶ 做好事前準備，了解社交活動的定位及服裝要求；知道在場的人會有誰，包括他們的姓名、職業、興趣等。

❷ 先做功課，了解最近的相關時事及熱門話題。

❸ 事先排練可能的情境，用想像模擬或找家人、朋友做角色扮演。

❹ 在活動時，若跟對方還不是很熟悉，請先觀察聆聽就好。

❺ 談話時，控制自己講話的時機及時間長短，不要隨便插話，也不要滔滔不絕。

❻ 注意其他人的反應，感覺不恰當時就道歉，不清楚就詢問。

❼ 對別人的建議或回饋要表示歡迎跟感謝，避免防衛
心跟爭辯。

　　最後，**慎選社交活動，除了必要參加的活動，其他的可以不用太多或太勉強，從小群體開始可能更適合。**

進行「一對一」互動時

　　比起團體中的互動，一對一時或許不需要注意或回應很多人的不同談話跟訊息，但相對地，也比較不能閃躲或休息放空。不過，我們可以利用下列幾點來克服：

❶ 首先，讓自己放鬆並聆聽對方說話，習慣短暫的空檔，不要急著亂接話。

❷ 練習「積極聆聽」（Active Listening），例如，看著對方的眼睛、身體稍微前傾、適度的贊同及點頭，並簡單回應或提出問題，讓對方知道自己有在聽。

❸ 澄清聽到的不確定訊息，避免誤會。

❹ 避免使用容易引起爭鬥的話語及挑釁性的言辭，例如：「你總是……」、「你從不……」改用描述自己

感覺的話。

❺ 小心講話的強度跟長度，別讓自己熱情過頭、滔滔不
絕及口沫橫飛，卻沒注意對方已不耐跟退避。

❻ 時時提醒自己放慢速度，以免故態復萌。

透過「電話」談正事時

很多 ADHD 個案不喜歡透過講電話來溝通事情，因
為看不到對方的表情跟動作，無法透過這些非語言訊息
來了解對方話中的意思。除了前文提到的一對一溝通求
生技巧，講電話談正事時，還有一些額外的注意事項：

❶ 事先寫下要講的內容重點，並做事前演練。

❷ 選擇在一個安靜、不受干擾的地方講電話，或戴耳
機來防止其他聲音干擾。

❸ 如果突然在不恰當的時機或場合（例如在忙或吵雜
的地方）接到電話，可簡短、委婉地告訴對方現在
不方便，等一下再回電。然後，利用幾分鐘的空檔
思考要講的內容重點，或尋找之前寫好的提示紙
條，並找一個合適的地方再好好回電。

❹ 講電話時，將這些重點提示放在眼前，邊看邊講，
　　以免忘記。

❺ 時時提醒自己照著劇本走，不要離題。

❻ 將對方談話的重點跟討論的結果，記錄在記事本或
　　紙條上，免得事後忘記。

||||||||||||||||||||||||||||||||||||||||||||||||||||||||||||||||||||||||||||||||||||||||||

自我練習　這樣做，更好溝通

群體活動

事前了解活動性質，並預先演練。在現場時先以聆聽為主，
挑選適當時機再回話。

一對一互動

練習積極聆聽，若要開口請留意語速，並注意對方反應，避
免使用容易引起爭鬥的話及挑釁的言辭。

講電話時

事先寫好要講的內容，並挑選安靜的地方進行。通話時要記
錄對方的談話，避免離題。

||||||||||||||||||||||||||||||||||||||||||||||||||||||||||||||||||||||||||||||||||||||||||

飲食　除了正常吃，也可適度補充營養品

　　有些 ADHD 患者常問：「除了吃藥，還可以吃其他營養補充品嗎？」「平常在飲食上，有什麼需要特別注意的嗎？」這時候，我會先說明一些基本觀念。適當均衡的飲食很重要，但什麼是「適當均衡的飲食」？事實上，食物跟藥物一樣，除了吃對食物，也必須注意平衡跟攝取量，太多或太少都不好。

　　另外要提醒的是，**雖然有些食物或營養補充品可能對神經系統的運作及腦部功能有益，但目前並沒有足夠的證據顯示，能直接對 ADHD 症狀有確定、明顯的治療效果。**臨床上的重點是將這些飲食跟營養補充品視作日常保養的概念，而非取代治療。因此，請不要隨便相信網路或廣告對治療的誇大療效，才不會花冤枉錢，甚至延誤治療。

　　以下提供幾個適合的營養補充品，及適當飲食的相關建議。附帶一提，雖然大部分的營養補充品，其研究證據都來自於兒童，但在成人身上應該也有一定的益

處，可以適度補充。

❶ 維持定時、定量的均衡飲食

早餐一定要吃，而且要吃得夠營養；碳水化合物的攝取要節制，多吃蔬菜水果，並盡量吃新鮮未加工的食物，避免攝取過多人工添加物。

❷ 補充 Omega-3

目前比較多證據顯示，可能對 ADHD 症狀有助益的營養素是 Omega-3（俗稱魚油）。 Omega-3 中的 EPA 脂肪酸可以改善 ADHD 孩童的專注力——尤其是針對體內 Omega-3 濃度較低的孩童。**但要注意，若孩童原本體內已有高濃度的 EPA，高單位魚油的補充反而會讓孩童的衝動表現惡化。**

❸ 攝取維他命 B₁₂ 和葉酸

維他命 B₁₂ 和葉酸能修復腦細胞，有助於多巴胺、血清素和正腎上腺素的產生和功能——這些是治療 ADHD 主要的神經傳導物質，可維持大腦運作跟心智功能。

❹ 攝取維他命 B₆

根據台灣的調查發現，ADHD 兒童體內的維生素 B 群偏低。人體若要合成血清素，需要維生素 B 群為輔酶。缺乏 B₆ 會導致 ADHD 兒童的情緒不穩定，補充 B₆ 則可提高靈敏度和減輕焦慮症狀。在成人身上也有類似的效果，可以適度補充。

❺ 攝取維他命 C

維他命 C 是一種抗氧化劑，能維持免疫系統的運作，也有助於調節多巴胺和正腎上腺素等治療 ADHD 的主要神經傳導物質。

❻ 攝取維他命 E

維他命 E 是最主要的抗氧化劑之一，可維持細胞膜的完整性，對神經系統具有保護作用。但要提醒勿長期過量攝取，避免產生副作用，包含皮疹、噁心、腸痙攣、腹瀉、視力模糊、虛弱、頭痛等。

❼ 攝取硒

硒（Se）有助於人體的抗氧化系統和維他命 C 的氧化還原狀態，調控許多酵素活性及功能，包括甲狀腺的代謝，進而調節免疫系統，維持大腦運作。要注意的是，過量食用也會有中毒危險。

❽ 攝取鋅

鋅（Zn）有助於調節神經遞質多巴胺，並改善大腦對多巴胺的反應，使 ADHD 藥物更有效。調查發現，某些 ADHD 孩童體內的鋅水平較低，服用鋅補充劑可降低機能亢進和衝動。在成人身上應該也有類似的功效。

❾ 攝取鎂

鎂（Mg）用於幫助孩子的注意力和專注力，對大腦也具有鎮定作用，可幫助情緒起伏較劇烈的 ADHD 患者穩定情緒。選購時，以甘胺酸鎂、檸檬酸鎂或螯合鎂的形式攝取較好。成人也可以適度補充。

❿ 攝取鐵

人體若要合成血清素,需要鐵(Fe)為輔酶。根據台灣的調查發現,ADHD 孩童體內鐵蛋白的鐵水平普遍比較少,而研究顯示,當 ADHD 患者的體內鐵含量不足時,補充鐵可以改善症狀,但過量補充則會造成危險,所以最好的方式就是去醫院檢查鐵蛋白指數,與醫師討論是否需補充。不管是兒童還是成人(尤其是女性),也都應該注意鐵的補充。

⓫ 避免食用含反式脂肪酸的食物

包括部分氫化植物油、人工脂肪等。反式脂肪酸會提高體內的壞膽固醇(LDL,低密度脂蛋白膽固醇)並降低好膽固醇(HDL,高密度脂蛋白膽固醇)。膽固醇會沉積在血管壁,增加罹患心血管疾病的風險,也會讓身體容易出現發炎反應,還可能對腦細胞產生不良的影響。此外,這些食物裡的一些必需脂肪酸已被破壞,包括 Omega-3,因此並不適合食用。

　　最後提醒，**對 ADHD 患者而言，目前沒有所謂真正有效的「食療」，所以不要隨便相信及嘗試取代正規治療。**最重要的是均衡飲食、搭配適度的維他命或營養補充品，加上持續的藥物、心理及認知行為治療，才能發揮最好的效果。

||||||||||||||||||||||||||||||||||||||||||||||||||||||||||||||||||||||||||||||||||||||||

自我練習　這樣吃，輔助治療更有效

❶ 不要隨便相信網路或廣告對於治療的誇大療效。

❷ 除了吃對食物，也必須注意攝取量，太多或太少都不行。

❸ 維持定時定量的健康均衡飲食，早餐一定要吃。

❹ 盡量吃新鮮未加工的食物，避免人工添加物及含反式脂肪酸的食物。

❺ 適量補充 Omega-3、維他命 B_{12} 和葉酸、維他命 B_6、維他命 C、維他命 E，及硒、鋅、鎂、鐵。

||||||||||||||||||||||||||||||||||||||||||||||||||||||||||||||||||||||||||||||||||||||||

家人或朋友是 ADHD 患者時，你可以這樣伸出援手

事實上，許多患者的家人都不知該如何幫助他們。

我們首先要了解，家人及伴侶在成人 ADHD 的治療與改善過程中，扮演很重要的角色。來我門診求診的個案中，有不少人是由家人、伴侶或朋友陪同前來。就算是自己前來的個案，也有許多人是在家人或朋友的建議下來尋求治療。

在開始討論另一半或家人如何幫助患者之前，我們要先試著由患者的角度去思考，什麼樣的家人及伴侶適合 ADHD 個案？是可以無時無刻監控個案，或是鉅細靡遺、要求完美、急性子沒耐心，還是習慣批評的人？顯然都不是！**他們真正需要的，是懂得欣賞優點，並且知道如何將這些優點釋放出來的人。**其次，如果這個人可以接納個案的不完美（就像其他人一樣），並了解他們的困境，願意在治療與改善過程中陪伴患者，提供適時的提醒跟鼓勵，那就是 Mr. ／ Mrs. Right 了。

當「配偶或伴侶」是 ADHD 患者

在已婚的成人 ADHD 案例中，大部分是結婚後才發現對方有 ADHD。一個家庭有很多責任要共同分擔，也有很多生活習慣要彼此適應，但很快地，ADHD 患者的另一半會開始抱怨其很多生活瑣事都做不好。像是不說就不會做，說了也容易忘記；一旦詢問就會找一堆理由，反覆叮嚀就開始不耐煩；永遠在做承諾，但永遠無法兌現；到頭來另一半總要幫忙收拾善後，被搞得又氣又累。

伴侶開始覺得患有 ADHD 的另一半就像個大孩子，以自我中心、總想做自己有興趣的事、不負責任、不可信任、容易衝動、情商（EQ）很差……然後覺得自己比較像他的家長，而非伴侶！結果就是，伴侶身心俱疲，希望能和另一半長談，但沒想到對方根本無法專心傾聽及溝通，讓人覺得氣餒，深感不受重視。在長期積壓的不滿與挫折下，往往使 ADHD 患者的伴侶萌生退意，並在極度絕望之下，以離婚收場。

但希望永遠都在，ADHD 患者的伴侶要想想，當初對方是哪一點吸引你？既然曾經承諾要一起走，就要共

同面對困難、解決問題。以下有幾個值得參考的建議，
有助於改善你們的困境：

❶ 一起尋求診斷與治療

　　許多伴侶瀕臨分手的原因，就是其中一方不知道自
己其實有 ADHD。當他們來求診並確診後，就如第二章
中提到的，透過一開始的諮商討論及衛教，知道患者的
問題核心是神經系統而非個性，甚至道德，另一半或許
就能用了解與原諒來取代憤怒與失望。

　　接下來，當患者開始接受藥物、心理及認知行為治
療後，他的症狀獲得控制，專注力、組織能力、執行功
能、控制能力也會改善。

❷ 了解行為治療的方法與技巧

　　心理及認知行為治療在成人 ADHD 個案的整個治療
計畫中，是很重要的一環。通常治療師會直接跟個案討
論，以及教導他們如何利用這些方法與技巧，一步一步
改善自身的問題。但如果個案身旁有人可以一起了解這
些行為訓練的方法與技巧，擔任他們的「生活教練」，
更可以收到事半功倍的效果。

　　例如，提醒個案隨時查看每日計畫表、檢核表、時鐘等。每天花點時間關心他的進度與狀況，及遇到的困難，若尚未達成就給予鼓勵，達成就給予獎勵，甚至彼此可以討論，當完成一個較大的目標後，要如何給予比較大的獎賞，激勵自己。更多的細節可以參考頁 93 的內容，會更清楚。

❸ 以陪伴代替威脅，避免用親子模式相處

　　態度很重要，因為 ADHD 患者的挫折容忍度本來就很低，加上從小就錯誤不斷，也常被責罵威脅「你再這樣就……」，以至於他們很容易引發負面情緒反彈，或是麻木。所以當你用威脅的語氣溝通，並說出：「你再忘記，我就不理你了。」「你再不改變，我就跟你離婚！」不僅不會有效，甚至可能引發反效果。

　　要記得，你現在是他最重要的人，但不是家長，既然已經知道問題的根源，也開始接受治療，就應該給他一點時間，相信這些問題會慢慢改善。在這個過程中若遇到問題，可以跟他說：「你是我最重要的人，我會陪伴你、幫助你，我也相信你會為我努力堅持下去，一步一步地慢慢改變。」

❹ 多鼓勵，少潑冷水；多讚美，少指責

　　ADHD 患者常會有天外飛來一筆的想法，但往往還沒想好執行的方法與細節，乍聽之下讓人覺得不切實際。這時候，先不要急著潑他冷水，而是鼓勵他進一步去想想可行的方法與利弊得失，有一定的構想或雛形時再一起討論。

　　當他有小小的進步或成果時，不要吝於稱讚他；做得不理想時，也要避免過度指責。要記得多看他有進步的地方，而非還沒有達成的部分，因為成功不會一蹴可幾，這些小小的進步，加上你適時的鼓勵與讚美，將會強化他的自信心，增加正向經驗，成為不斷向前的動力與墊腳石。

❺ 調整自己的負面情緒及反應

　　ADHD 患者的另一半常因為對方的狀況，而產生憤怒、沮喪、不安等情緒。這時候，我們也可以參考頁146 中提到的心理及行為方法來處理，避免衝突擴大，導致關係破裂。若發現彼此都正處於極度情緒反應時，記得出面喊暫停，給彼此一些空間與時間，畢竟，理論

上你是比較不急躁且冷靜的那一方。你的反應與做法也是在示範給對方看，什麼是比較好的壓力處理行為模式。另外，平常多練習用幽默來化解情緒，也很有幫助。

❻ 考慮家族治療或婚姻諮商

最後，若嘗試上述的方法後，發現彼此的溝通問題還是很嚴重，這時就要考慮家族治療（婚姻諮商）了。一般是由經過訓練的社會工作師來進行，可經由醫師評估後進行轉介。

當「交往對象」是 ADHD 患者

當彼此初遇見時，你一定覺得對方是個很特別的人，像是充滿熱情、精力充沛、幽默風趣、好奇心重等。是的，這些都是 ADHD 的特質。然而，當交往一段時間後，你也開始發現一些問題。

對方的好奇心大多是在無厘頭的情況下，突然冒出來，熱情與精力無法持續，點子通常也無法好好執行。幽默風趣跟熱心助人讓對方的異性緣很好，但也往往是

造成摩擦的爆點，再加上迷糊隨興、不按牌理出牌的個
性，而且沒時間觀念、約會常遲到，也常心不在焉，約
好的事總忘記⋯⋯有時候，實在令人受不了。

但是，這些問題其實也都是 ADHD 特質的展現，並
非無法改變，若能理解及包容，將有機會幫助對方變得
更好。不妨參考以下的建議：

❶ 一起了解成人 ADHD 的症狀

了解這個疾病的成因與特質是第一步，當你比較釋
懷後，就能以理解取代生氣。當你的情人對自己的問題
也有自覺時，下一步就可以和對方討論改善方法。

❷ 鼓勵對方就診，尋求治療

比起坊間一些奇怪、沒有實證的方法，精神科的專
業診治才是改善問題的最佳方式。透過藥物、心理及認
知行為治療，可以改善 ADHD 的症狀，很多問題就能迎
刃而解。如果你願意，也可以多了解行為治療的方法與
技巧，並擔任對方的「生活教練」。

❸ 調整心態

　　如果你希望對方心思縝密，能敏感地察覺情緒及理解你的內心小劇場，是比較不切實際的期待。相反地，除了看到情人的優點，對於你在意的那些問題，要給對方一些時間去改變，並試著有耐性地去看到他的努力及進步。

❹ 以簡單明瞭的方式溝通

　　ADHD 的特質就是直來直往，也不習慣太複雜的做事方法，所以溝通時要盡量用直接、具體、簡單明瞭的方式，避免拐彎抹角。討論事情時，直接說明要做什麼，並具體列出要做的項目與細節，如果可以就示範給對方看。

❺ 調整自己的負面情緒與反應

　　跟 ADHD 情人相處時，沮喪、生氣、不安的情緒還是會在某些時刻發生。這時，記得用頁 147 中提到的心理及行為方法來處理，包括自我察覺、喊暫停並深呼吸、心裡默數，同時自我對話：「他無法理解太複雜的

情緒。」「我若因此發脾氣爭吵，可能只是引爆他的惱羞成怒跟暴衝，反而雪上加霜，讓問題更難解決。」

在溝通問題時，請盡量使用「我」當主詞，並試著自我揭露，例如：「我覺得……」「我好像……」；避免使用「你」當主詞的指責用句，像是「你總是……」「你為什麼……」等。

❻ 適時給予愛的鼓勵

當患有 ADHD 的情人好不容易開始面對自己長久以來的問題，但還是充滿了挑戰。在這條努力改善的路上，需要有你的支持與陪伴，畢竟你是對方想努力變好的契機與原動力。所以，當完成了一個挑戰與任務，請不要吝於給情人一個熱情的擁抱與微笑，告訴他：「你好棒！」「我就知道你可以的！」記住，你的肯定與支持就是最大的獎賞。

當「你的孩子」是 ADHD 患者

在 ADHD 的親子關係中，有著比配偶或情人更複雜的面向。因為孩子是你從小帶到大，所有問題你們幾乎

是一起經歷（或許除了婚姻），你也一直陪孩子面對，幫忙解決問題。或許，你在孩子小時候就曾帶去就診，知道孩子是 ADHD 患者，也稍微對 ADHD 有所了解；或者你不曾帶孩子去就診，孩子長大後才知道，原來很多問題可能都源自 ADHD。不管是哪種狀況，身為父母的你，都需要重新審視並調整對 ADHD 孩子的看法跟態度，以及彼此間的互動。

如何在親情的羈絆與尊重孩子的自主能力中，尋求一種平衡，並轉化成陪伴與協助者的關係，是很重要的課題。以下提供幾點具體建議給父母：

❶ 接受孩子是成人 ADHD 的可能性，並陪伴治療

以我的臨床經驗來說，大部分個案都是成人後才發現自己可能有 ADHD，然後上網找尋疾病資料及治療資訊，再下定決心主動求診。這跟 ADHD 孩子缺乏病識感，需要父母帶去被動就醫是不一樣的。然而，為數不少的個案會提到，其實他們的父母並不認為自己的孩子有 ADHD，甚至不贊同他們來就診。這點應該也不意外，正因為對這個疾病的不了解，或擔心標籤化的問題，父母才未能在孩子小時候就帶去就診。

所以，父母第一步要做的就是調整自己的心態，接受孩子是成人 ADHD 的可能性。這個疾病並不可怕，如果我們接受它，才可能改善相關問題，讓孩子不再困擾，並尋求治療。如果可以陪伴孩子一起就診，更可以了解什麼是 ADHD，並當面跟醫師討論。

❷ 了解治療方法及擔任生活教練

如果跟孩子還住在一起，可以考慮在了解這些方法與技巧後，擔任他的「生活教練」，陪伴孩子反覆進行各種行為調整的練習，協助其注意及改善學業、工作及人生的問題。如果沒住在一起，也可以每天花點時間關心孩子的進度與狀況，提醒其隨時查看檢核表、每日計畫表；確認有無記得服藥、回診。當孩子遇到困難，可以先嘗試一起討論可能的解決辦法，若未達成可先給予鼓勵，若有達成就給予獎勵。更多細節可以參考頁 93 的內容。

❸ 學習包容與正向鼓勵，給孩子一些時間及空間

在孩子確診為成人 ADHD 後，有些父母會因為想到之前對孩子的誤解與責罵，或沒有在孩子小時候及時

帶去就醫，而感到虧欠。這時候會產生一種想彌補的心理，更急切地想讓孩子經由治療而改善，這樣反而會造成其壓力，讓親子關係又回到從前的緊張狀況。

事實上，**從小就受到父母包容與接納的 ADHD 患者，長大後適應力會比較好，也比較快樂**。所以，這時候你要提醒自己，此時的重點是「修復關係」。畢竟孩子已長大成人，也該放手讓其學習自我負責。不要急躁，而是以一個重要協助者的角色，並用溫暖包容的態度來鼓勵和幫助孩子即可。

詩人紀伯倫曾比喻孩子為箭、父母為弓，弓要用盡全力彎曲自己，才能讓箭飛得又高又遠，就是告訴父母應當謙卑地學習親職，尊重孩子生命的獨特性和自主性，讓自己成為孩子生命道路的助力，而非領路人。這個道理在 ADHD 的親子關係中也適用。這種父母責任與尊重孩子自主的分寸拿捏，也是需要學習的功課，若遇到困難也可以在回診時跟醫師討論。

❹ 考慮家族治療

有些 ADHD 個案的親子關係，因為長期的管教方式較嚴厲，造成後來的關係緊張、疏離。若發現彼此的誤

解、衝突還是很嚴重，難以好好正向溝通，這時也可以同頁 172 的說明，考慮家族治療。

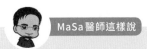

MaSa醫師這樣說

如何當一名稱職的「生活教練」？

　　ADHD 患者真正需要的，是欣賞其優點並知道如何將這些優點釋放出來的人。其次，如果可以接納患者的不完美，了解他們的困境，並願意陪伴他們經歷治療及改善過程，適時給予提醒跟鼓勵，那就更完美了。

　　如果你想扮演更積極的角色，或許可以朝擔任「生活教練」來努力。記得先摒棄無時無刻監控個案、要求完美，或習慣性批評的習慣。然後，自己也要對 ADHD 有一定程度的了解，並跟醫師討論治療計畫，以及如何協助患者。顧名思義，「教練」的作用就是了解患者的優缺點，提醒他要專注在眼前的事情、達成目標，並且適時鼓舞士氣。

　　在配合醫療計畫之下，你需要每天花一些時間來討論他的狀況。討論的重點包括實際、具體的事項，例如，今天要做什麼？最近的計畫是什麼？要如何準備？如何克服困難？需

要哪些幫忙？另外也要提醒患者，日常生活習慣是否有按照行為治療及其他方法做調整？如此才能改變一些舊有的壞習慣，像是沒有時間觀念、拖延等。

　　如果患者產生挫折跟不良的情緒，「教練」還是必須幫他加油打氣，以打敗負面思考跟想放棄的念頭。總之，就是給予他們「希望」（HOPE）。

H（Help）：幫助

O（Obligation）：責任

P（Plan）：計畫

E（Encouragement）鼓勵

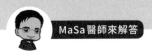

ADHD 患者的一天，可以怎麼過？

「一日之計在於晨。」這個道理全世界都知道，但很多 ADHD 個案習慣當夜貓子比較多，所以不太喜歡早晨，早上要把自己拖下床總是很痛苦……

如何開啟你的一天通常決定你一整天的命運，如果在早起這關就延遲，通常一整天都會很崩潰，充滿緊張、壓力及挫折。但是別擔心，MaSa 醫師會教你如何開啟平順的一天！

首先，早上起床時先做一些準備工作，並且要養成習慣。

暖身後就要開始工作或讀書了。我們的時間管理能力跟其他心法會反映在工作效能上，必須設立優先順序、抵抗分心，以免忘了自己在做什麼。

就算工作告一段落，吃晚餐也是大有學問，因為它涉及做決定、計畫、安排優先順序，常常光是決定晚餐要吃什麼，可能就會讓 ADHD 個案的晚間變得非常複雜。

結束了忙碌的一天，但許多 ADHD 個案到了夜晚還沒有關機，繼續在上網、聊天、看影片。不過，有組織及效率的一天，其實有賴於前一晚的準備。最好有一個固定的睡眠時間，因為規律穩定的作息能幫助身體及大腦進入休息模式，隔天早上起床時，才能開啟頭腦清楚、身心舒暢的一天。

時間	生活流程
早上 起床時	❶ 比任何人再早起十五分鐘。 ❷ 設定一個有效的鬧鐘。 ❸ 設好時間離開家門，且要真的出去。 ❹ 記得預留約十五分鐘的時間（因為可能會發生忘記帶東西等突發狀況）。 ❺ 千萬別打開電視跟電腦。 ❻ 記得提醒自己吃藥。
白天 上班、上課時	❶ 開始前，先花十五分鐘計畫今天要做的事項。 ❷ 早上要先做重要且困難的事（通常是較棘手的事情）。 ❸ 確定好工作的優先順序後，再開啟 LINE、E-mail 等通訊軟體。 ❹ 瑣事最好在特定時間內一起處理，不要分開。
晚上 睡覺時	❶ 準備好明天要穿的衣服。 ❷ 在玄關附近安排一個空間，專門放置出門時要帶的東西。 ❸ 在心裡想一遍隔天早上的流程。 ❹ 手機、電腦、平板都放在旁邊。 ❺ 時間到就睡覺，不熬夜。

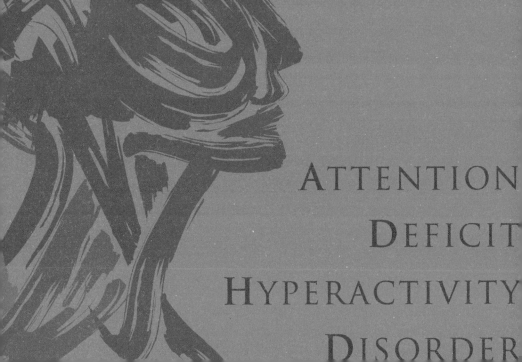

第 **4** 章

關於成人ADHD，
所有問題一次解答！

ATTENTION

DEFICIT

HYPERACTIVITY

DISORDER

Q1 哪些人的 ADHD 症狀特別容易持續到成人期？什麼時候該來掛號看診？

> **| A |** **兒童期的症狀及併發症較多時，有較大機會容易持續到成人期。**

　　以前大家對於 ADHD 病程的觀念，認為 ADHD 是一種神經發展的問題，而且症狀應該在進入青少年期之後就會慢慢消失。但後來許多長期追蹤研究卻發現，有八成過動兒的症狀可以持續到青少年期，甚至有六成的症狀到成年期仍持續困擾著這些患者。至於哪些人的 ADHD 症狀特別容易持續到成人呢？有某些研究探討了「ADHD 症狀持續到成人期的預測因子」，發現兒童期若出現行為規範問題、犯罪行為、攻擊性、明顯的過動及衝動行為，及具有 ADHD 之家族病史、併發其他精神疾病、心理社會功能障礙等狀況，則其 ADHD 持續到成年期的可能性較高。

　　除了上述比較嚴重的精神病理現象，兒童初發期「沒有接受適切的治療」也是另一個重要的預測因素。反之，早期緩解的個案併發其他精神疾病的狀況較少，家

族中的 ADHD 病史也比較少。

　　一般來說，成人 ADHD 的持續症狀包括：注意力不足、衝動性、整合能力障礙等。他們也容易產生學業障礙、工作適應困難、人際溝通問題、意外傷害、焦慮、憂鬱，以及酒精和藥物濫用等狀況。所以當你一直被注意力欠佳，或過動、易衝動等症狀困擾（而且回想起來從小就有），讀書很辛苦、工作常出包、做事常拖延、人際溝通不良……這時候你可以先試著填答本書頁 210 的「成人自填量表（ASRS）症狀檢核表」，若發現分數偏高時，就要考慮有成人 ADHD 的可能性。

　　甚至，如果你常常覺得緊張、煩躁、心情不美麗、愈來愈沒動力，甚至對自己逐漸喪失了信心，這時候就更應該考慮來掛號做確定診斷及治療了。說不定你會發現，之前的種種疑惑與困擾都迎刃而解，迎來不一樣的人生呢！

Q2 年紀大了，注意力愈來愈差、容易恍神，就是成人 ADHD 嗎？

| A | 通常是腦部老化所致，不一定是 ADHD。

　　誠如前文所說，ADHD 是一種神經發展性疾病，會使當事人在生活中出現一定程度的功能障礙及困擾。雖然有些人長大後症狀會減輕，但仍有高達六成的人，症狀會持續到成年，並可能因其他狀況影響，產生類似 ADHD 的症狀。

　　這樣聽起來好像有點複雜？沒關係，基本上我們也可以從 ADHD 症狀的發展曲線（見右頁圖表 4.1）及下方說明來辨別個案是緩解型 ADHD、成人 ADHD，還是其他疾病造成的注意力不足／過動衝動症狀。

❶ 緩解型 ADHD：從小就有 ADHD 症狀，長大後症狀減輕，沒有造成太大的困擾。

❷ 成人 ADHD：從小就有 ADHD，但症狀持續到成年，造成困擾。

❸ 其他非 ADHD：從小沒有 ADHD 症狀，長大後在某
一段時期突然（或慢慢）產生類似 ADHD 的症狀。

如果是最後一種狀況（其他非 ADHD），要考慮的
情況就很多，包括成人期才產生的各種影響專注力及衝
動控制的相關疾病，像是憂鬱症、躁鬱症、焦慮症、思
覺失調、睡眠障礙、酒精跟物質濫用、癲癇、腦傷、失
智症等，要做各種鑑別診斷才能確定。至於年紀大了，
注意力愈來愈差、容易恍神的這種情況，大部分可能是
腦部的自然老化現象，不是 ADHD 典型的表現。

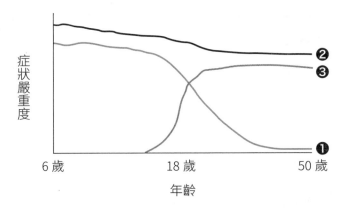

圖表 4.1 ADHD 症狀的發展曲線

Q 3 若懷疑自己有 ADHD， 可以去哪裡求診？

| A | 精神科或身心科皆可，
比較推薦至成人 ADHD 的特別門診。

很多懷疑自己有 ADHD 問題的個案，下定決心想尋求評估與治療時，常會遇到下列問題：「我應該至普通（成人）精神科看診，還是要去掛兒童青少年心智科？」「是否每位精神科醫師都懂成人 ADHD？」「像我這樣的成人去掛兒童青少年門診，不會很怪嗎？」

我們在第一章已談過成人跟兒童 ADHD 在各方面問題的差異性，基本上，雖然成人 ADHD 與兒童 ADHD 都有注意力不足、過動、衝動等核心症狀，但這些症狀表現程度跟方式和兒童不太一樣。另外，成人患者可能的各種合併症，像是情緒障礙、睡眠問題或酒精藥物濫用問題等，都與兒童有極大的不同。

不可諱言，兒童青少年專科的醫師有許多兒童 ADHD 診斷治療的經驗，但成人精神疾病的鑑別診斷及治療經驗相對較少；反過來說，成人精神科醫師有較多

成人精神疾病的鑑別診斷及治療經驗，但普遍來說，對 ADHD 的診斷治療經驗相對較少。所以，要掛哪一科就見仁見智了。

　　理想上，最好還是可以找到專門看成人 ADHD 的特別門診，不管是由兒童青少年或成人精神科切入的醫師，只要他們有足夠的投入跟診斷治療經驗，應該就是最佳選擇。

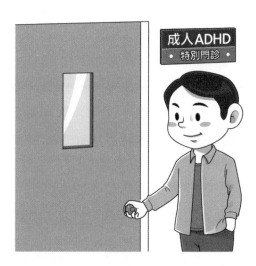

圖表 4.2 前往專業的成人 ADHD 門診，
可幫助個案做更多檢查。

Q4 注意力不集中又健忘，該如何辨別是 ADHD 還是焦慮、憂鬱造成的症狀呢？

| A | **建議接受專業醫師的治療，**
並從多方面鑑別，方可確認。

通常焦慮、憂鬱會發生在從小沒有 ADHD 症狀，長大後在某一段時期才開始無法專心、健忘，有這種情況時，我們就知道目前的問題應該主要還是來自於焦慮、憂鬱，治療上就要針對這方面來處理。

還有另一種情況是，從小就有 ADHD 症狀，但長大後又有焦慮、憂鬱問題，這時候變成焦慮、憂鬱可能是 ADHD 的共病，或是 ADHD 已緩解，但卻受到焦慮、憂鬱的影響，而造成持續的專注力問題，這時候才要確認是否為成人 ADHD 就會比較困難。

一般會建議先好好處理焦慮、憂鬱問題，或是合併治療 ADHD 跟焦慮、憂鬱，等到焦慮或憂鬱改善到一定程度後，再來了解注意力問題是否還存在，才能確認是否為成人 ADHD。

Q5 聽說一般人服用治療 ADHD 的藥物後會變聰明，是真的嗎？

| A | 「利他能」只能改善患者的注意力，
並沒有提升智商的作用。

近年來，不時有歐美的學生或運動員濫用「聰明藥」（Smart Drugs ／ Study Pill）的新聞，甚至引起美國醫學界的注意，也有不少文章刊登在相關醫學期刊，討論如何防範這個問題。在台灣，這種情況最近也開始被注意到，甚至也有朋友詢問我，能否拿一些這類藥物來提升孩子的唸書效率。媒體也曾報導，由於大考將至，為了提高注意力，少部分考生及家長竟然走偏，想透過「聰明藥」來提高注意力，結果反而出現幻覺及錯覺，險些精神異常。

一般而言，「聰明藥」大致有三種，分別為治療 ADHD 的 Methylphenidate（MPH，利他能、專思達、利長能等）、Adderall（dextroamphetamine ／ amphetamine，台灣尚未核准引進此藥物），及治療嗜睡症的 Modafinil（普衛醒）。

　　而最常被誤傳為「聰明藥」的是利他能（MPH），至於國外主要濫用的相關藥物，其實是以安非他命的異構物 Adderall 為主，並非利他能，而且 Adderall 目前在台灣並未上市。另外，由於利他能的作用可有效提升 ADHD 患者的專注力，常被錯誤地比喻成安非他命，但兩者的運作原理和結構不盡相同，作用也相差許多。

　　國際上有不少「聰明藥」的相關研究，結論都是無法確定服用「利他能」是否會改善兒童和青少年過動症的生活品質，但絕不是讓他們吃了就會變聰明的藥！有研究顯示，未診斷出過動症的受測者，自願使用此類神經興奮藥物後，在理解空間相關的問題時，似乎會稍微縮短反應時間。但對於較複雜的語言、理解、記憶等功能，利他能看來毫無幫助。

　　結論是「利他能」只適用於經過核准的適應症，可以改善 ADHD 患者的專注力，但並沒有迅速強化精神或提升智商的效果，而且未經醫師診斷評估便自行不當使用，可能在還沒有效果之前，就已產生相關的副作用，包括幻覺、暈眩、食慾不振、噁心、視力模糊、心悸、心律不整等，得不償失。

Q6

ADHD 患者如何運用優、劣勢，
選擇適合的工作？

| A | 必須先了解自己的特質，
再依照興趣來選擇。

　　每個人都有自己的天賦跟特質，重要的是，是否
了解自己的優點和缺點，好好地掌握運用，才能選擇適
合自己的工作或事業。ADHD 患者也是一樣，雖然症狀
會造成生活上許多困擾，但這樣的人其實也擁有一些很
迷人的特質，像是富有創造力、敏銳、思考容易跳脫框
架、常有出人意表的點子；也因為比較沒心機、熱情、
活潑，容易跟大家打成一片、熱心助人等。就好像某些
名人，他們在創意、表演、運動、音樂等方面發揮了這
些優點，而成為成功的 YouTuber、音樂家、演藝人員或
創意工作者等。

　　我有不少個案都曾遇到工作不穩定、無法持續、經
常更換的問題。他們常常無法找到合適的職業方向，覺
得很挫折。進一步了解他們無法持續一份工作的原因，
發現有些人是覺得做得很辛苦，尤其是需要坐在辦公

室，做一些枯燥乏味的文書作業；或是工作時間太長、無法休息，到最後就會因為常出包或工作效率不佳被批評，進而做不下去。

此外，有些人則是覺得找不到喜歡的工作，一開始似乎有點興趣，但後來還是因為無聊而辭職，所以換過很多不同的工作。但如果再進一步詢問，到底覺得自己適合什麼工作？什麼工作才會不無聊？他們似乎又不太清楚，無法具體回答。所以，**我給 ADHD 患者的第一個建議是：「先好好地了解自己，包括你的優勢及劣勢。」**

具有 ADHD 特質的人，普遍討厭無聊和既有做法，喜歡新鮮的事物且興趣多變，雖然無法適應需要穩定管理的現代定居社會，但換個角度想，若是在以狩獵和遊牧為主要經濟活動的原始社會中，卻可能是人生勝利組。適才適所，過動也可能是職場長處。

ADHD 患者不是沒有優勢，例如，他們在自己感興趣的領域會更常出現「超專注」的狀態，全神貫注到忘了時間。雖然，這也反映了他們在時間管理上的困難，但如果用相對正面的想法思考，只要把他們放在適合的位子上，對於工作或事業的熱情就能讓人勇往直前，不受其他事情阻礙。因此，**我給 ADHD 患者的第二個建議**

是：「要試著在你熱愛的領域中工作。」

　　但這樣還不夠。第三個建議是：「你應該更進一步，尋找符合自我心智運作的工作。」我們可以從很多報導或傳記中看到，ADHD 患者中也不乏許多傑出人士，這些人不適合關在辦公室，卻能在東奔西跑中活出精彩人生。

不需長時間坐著的工作，反而有利於 ADHD 患者

　　不過，這類人的成功往往是走非傳統的方式，且在成長過程中，也比較難完全被侷限在學校或社會框架裡。這暗示著某些職業或工作，尤其是非傳統性質，可能更有助於過動者成功。

　　這些職業的特性大多比較能容忍過動者的特質。如果你是尚未找到志業的年輕過動者，或是想要轉換職業的過動成人，可以先考慮各種「不需要一直安靜坐著的職業」，嘗試「不需要長時間專注在無聊事情或任務上的工作」，比較容易成功。

　　當然，也不是說 ADHD 患者只能考慮上述工作，更不是要你在短暫的思考過後，馬上辭掉目前的工作。如果你並不想轉換工作，而是想在目前的領域繼續發展，

也可以先接受治療，再來提升自我的工作表現，之後再慢慢思考這份工作的價值與意義，以及人生目標。

一般認為較能接受成人過動者的職業	
銷售類	市場推廣人員、行銷人員、銷售員
運動類	體育老師、運動員、個人健身教練
戶外類	戶外探險、野外活動、營隊輔導、導遊
競賽類	競技工作者、賽車手、電競選手
表演類	表演藝術、舞者、歌手
森林類	森林保育員、步道導覽員、野外解說員
造型類	造型師、理髮師、美容師
餐飲類	廚師、服務生、調酒師、咖啡師、美食評論員
傳播類	運動播報員、記者、攝影師、錄影師
藝術類	花藝師、美工設計
運輸類	貨車司機、計程車司機、船員
手作類	木工、水電工、房屋裝修工人、建築工人
技術類	電腦工程師、手機維修員、汽車或機車修繕人員

Q7

如何讓周遭的人了解我是 ADHD，而非偷懶不認真呢？

| A | 透過自己對 ADHD 的了解，在適當時機告知對方，尋求理解。

　　首先，你要知道 ADHD 沒有什麼不對，就像有近視一樣，只是很多人不了解。由於不相信有這個疾病，因而產生「哪有這回事？什麼注意力不足過動症，只是懶惰不認真的藉口吧！」的態度，往往讓患者感到很挫折。不過還好，並非所有人都需要知道你有這個狀況，只要讓需要知道的人了解就好。有哪些人需要了解呢？我建議是生命中重要的人，以及生活中對你影響最大的人，包括家人、伴侶、老師，甚至是老闆及工作夥伴。

　　決定告訴他們之前，自己對這個疾病要有一定程度的了解。因此我建議你先請教醫師，請他推薦比較值得參考的書籍、影片，或是其他資料。好好閱讀及觀看後，再跟醫師討論相關內容，思考如何讓生命中重要的人，了解你是 ADHD 患者。此外，如果有機會參加支持團體或是加入網路社群，也可以參考其他人的經驗。

　　你可能會發現，告知周遭的人並非易事，理想上，最好是讓幫你診斷的醫師出面說明。告知的模式可分為兩種，包括「自然聊天模式」與「會談告知模式」。告知前，要先衡量對方跟你互動的模式與熟悉的程度。如果平常互動較多，是如同朋友般聊天的關係，就可以考慮使用「自然聊天模式」。

　　當你準備好告知後，還要考慮最後一個條件，即「時機」。選擇一個良辰吉時，加上好的氣氛、好的場所，成功的機會比較大。千萬不要在對方很忙，或是情緒不佳時做這件事。跟談戀愛一樣，最好的方式是慢慢來。先找機會多互動，熟悉對方，等到有足夠的理解跟信任時，再以聊天的方式談論 ADHD。

如實告知患病過程，尋求對方的理解

　　但「自然聊天模式」不見得適用所有對象，尤其是比較權威、有距離感，或平常沒什麼機會互動聊天的人。這時候可選擇第二種方式，即「會談告知模式」。先跟對方約好時間，告訴他們：「我想跟你說一件關於我的重要事情。」最好是單獨地談。雖然重點是教育及告知事實，用客觀的資料去化解對方的成見或迷思，但不

建議一坐下來就開始講。記住，先不要急著說。

　　請先感謝對方對你的關心及照顧，然後詢問他對你的看法。聽完他們的說法後，只要理解其感受即可，避免爭辯。你可以說：「其實我自己也很困擾，很挫折。」之後開始說明自己尋求醫療協助的過程。

　　你要有心理準備，由於對 ADHD 的不夠了解，對方很可能會對你有所不滿；這種不滿可能會引發生氣的情緒，或是轉為反對的態度與立場，駁斥你的說法。他們有可能會認為：「以為得到診斷就沒有責任嗎？」這時候不要灰心，只要持續將事先準備好的科學資料呈現說明就好。大部分的情況是，對方很難馬上改變看法，但會因為這次對話開始產生影響。或許，他們之後會半信半疑地開始查找資料，或是在看過你提供的資料後開始思索。

　　會談結束前，你一定要誠懇地跟對方說：「我鼓起勇氣告訴你這個診斷，並不是想逃避責任、找藉口，而是想讓你知道我會繼續努力讓自己變好，減少你的困擾。」「由於你對我而言是很重要的人，能有你的理解及支持，我才能更有力量往前走。」切記，革命不會一次就成功，要有耐心跟信心，總有一天對方會理解。

Q 8 如果成人 ADHD 的症狀嚴重時，會需要住院治療嗎？

| A | 經醫師診斷後，認為無法穩定正常生活時，就有可能需要住院治療。

一般來說，大部分的精神科疾病都是在門診治療為多，比較嚴重的情況才會考慮全日住院治療。

什麼情況才夠嚴重呢？包括病情急速發展或惡化，症狀多且顯著，嚴重影響學業、職業及社會功能，造成個人極大痛苦，甚至有自傷傷人的風險等。在這種狀況下，病患已經無法維持穩定正常生活，家人通常也無法照顧，門診治療也有困難，醫師就會建議住院治療。

以 ADHD 來說，其核心症狀包括容易分心、專注時間短、沒耐心及衝動、躁動不安等相關的行為症狀，雖然會影響到日常生活，一般都不至於會嚴重到需要住院的程度。

但是，ADHD 若沒有及早治療，往往會產生其他的合併症，造成比較嚴重的結果。比方說，兒童青少年時期容易有對立反抗症、行為規範障礙、發展性動作協調障

礙、發展性語言障礙、學習障礙、自閉症、妥瑞氏症或抽搐症等合併症。

成人則會有比較多壓力相關的情緒障礙，像是憂鬱、焦慮、失眠、躁鬱症以及其他精神疾病等。這些合併症若沒有好好及時處理，往往就會讓病情惡化，嚴重影響學業、職業及社會功能，或是產生自傷的念頭及行為，不得不接受住院治療。

然而就算需要住院治療，其實也不是如世界末日般地令人無法接受。住院期間經過藥物、心理、社會等各面向的積極治療後，患者通常可以在幾週內獲得改善，並在穩定後出院，持續接受門診追蹤治療。

Q9 運動或感覺統合訓練，能取代治療 ADHD 嗎？

| A | 可輔助治療，但不適合取代正規療程。

目前醫療上對於 ADHD 的治療方式，是以藥物及認知行為治療為主，但近年來有愈來愈多的討論，是關於「運動」是否有助於改善 ADHD 的核心問題。不可諱言，規律運動對一般人都有好處，可以促進體能、促進肌肉骨骼生長、預防心血管疾病、控制體重等，ADHD 患者當然也不例外。問題是，運動是否可以達到藥物、心理及認知行為治療的療效，甚至加以取代？

臨床上，醫師對於過動症孩子常常也會建議他們多運動，原因是過動的核心症狀本來就會讓患者靜不下來，你愈要控制他不動，他就愈煩躁。這時候「以靜制動」是行不通的，要考慮像「大禹治水」那樣，適度抒發他們對於「動」的需求，以穩定情緒。再者，由於 ADHD 的孩子是部分大腦腦區的控制功能發展得比較慢，如果給予適度的刺激，或許可以有助於腦部的發展。

　　理論上，運動也是一種刺激大腦的活動，可以讓大腦（前額葉區）的血流變多，調節腦部神經傳導物質，例如，多巴胺、正腎上腺素、血清素等，釋放腦衍生滋養因子（BDNF），促進神經可塑性，增加神經細胞間的連結，進而促進孩子大腦的發育，減少動不動就暴躁、不安的情況。

　　在台灣兒童青少年精神醫學會的 ADHD 衛教文章中也提到，ADHD 的孩子特別需要戶外活動和肢體的接觸來刺激大腦發展。所以在日常固定的有氧運動之外，也可以帶孩子去玩黏土、玩沙、滑草、騎腳踏車，讓他們可以使用身體上的不同部位，更懂得怎麼去控制自己的身體，慢慢學會如何控制情緒。

　　然而，理論歸理論，實際上運動到底能不能改善 ADHD 患者的注意力、過動、衝動等問題？有沒有科學實證的研究呢？確實有一些研究發現，ADHD 兒童進行中高強度運動後，可立即提高注意力及衝動控制。也有研究指出，長期進行中高強度的有氧運動，似乎可改善 ADHD 兒童的專注力、衝動行為，以及動作協調能力。但要注意的是，目前的這些資料幾乎都是小規模研究，對象也侷限在兒童，效果的評估方式也比較簡略，效果

的持續時間也不確定。

至於針對成人 ADHD 的運動研究，就更缺乏了。我們要了解，人類的大腦約在二十五歲，晚一點至三十歲左右就完成發育；在這個年紀之後，大腦連結發展及神經可塑性就降低了。所以，「運動」對成人 ADHD 的大腦刺激效果，就不如兒童期那麼明顯。

雖然在我的門診中，也有些個案曾反映他們對運動的喜好，以及運動對他們在提振精神、穩定情緒方面的幫助，但大致上來說，運動要達到直接改善成人 ADHD 的核心症狀，包括提高專注力與抑制衝動行為，就目前的臨床經驗來看仍不明顯，也缺乏足夠的科學研究來證實它們的療效。

或許有人會說，有些 ADHD 個案後來專注於運動，甚至成為運動員，好像也過得不錯，不一定需要再服藥治療。但或許是因為運動對他們來說是適才適所，得以發揮運動天賦，容易達成目標及獲得成就感，而不見得是他們的專注力或衝動因為運動而痊癒。

運動僅能輔助治療；感覺統合訓練則較適合孩童

至於感覺統合訓練到底有沒有效呢？根據台灣兒童

青少年精神醫學會網站的 ADHD 衛教文章，感覺統合理論認為過動兒因腦部問題，常伴有前庭、觸覺、肌肉關節動覺平衡、動作協調的功能性障礙，導致其易分心、煩躁與過動，因而建議利用感覺統合訓練，例如：俯臥滑行、玩沙、草地打滾等，來幫助過動症狀的改善。

雖然感覺統合訓練前幾年在台灣頗為盛行，但並非對每個過動兒均有幫助，且其療效尚未得到科學驗證的確實支持。至於在成人方面，感覺統合訓練就更不建議了，原因也是因為成人的大腦連結發展及神經可塑性已不如兒童。

總結來說，運動對 ADHD 個案有益，尤其是中高強度的有氧運動，有助於提振精神、穩定情緒。**但是運動仍無法取代正規的治療；以運動來輔助藥物、心理及認知行為治療，應該是最佳策略。**

Q10

除了藥物跟心理／行為治療以外，平常還可以做哪些訓練，來改善症狀？

| A | 動腦練習類的遊戲或 APP，
都能用來訓練注意力。

　　常會有個案提問，是否有平常就能做的訓練或練習，幫助改善注意力呢？雖然有些書籍會提到某些訓練方法，像是動腦練習或小腦刺激運動等，但這些方法不是尚未有足夠的臨床實證結果，就是相關的研究資料都只限於兒童，在成人的應用及效果仍不是那麼確定。

　　不過，現在有不少動腦練習的遊戲及 APP（例如，Brain Wars），只要無害，還是可以試試看。但有個基本觀念要提醒，**我們的重點還是將注意力放在「集中做一件事」**；畢竟根據研究，一般人的注意力最多也只能同時做好兩件事。在此提供一些不錯的遊戲訓練及練習方法，以頁 32「注意力的臨床五向度模式」為基礎，來做生活中的注意力訓練及補償。

❶ 集中性注意力

訓練 投籃、射飛鏢、撞球、走平衡木、特技表演（例如：放乒乓球在乒乓球拍上前進）、一二三木頭人、大風吹等。另外有些桌遊也不錯（例如：閃靈快手、拉密、德國心臟病等）。

預期改善目標 能在精神好的時候做事，像是早上或睡醒之後，以達成預期目標。

❷ 持續性注意力

訓練 迷宮遊戲、特技表演等，需要長時間涉及耐心的項目。

預期改善目標 懂得分段工作，透過適當休息以保持效率。

❸ 選擇性注意力

訓練 在一堆雜糧中挑紅豆及綠豆、斯特魯普實驗（Stroop Test，見頁 209 的說明）。

預期改善目標 能處理複雜或困難的工作，並習慣化。

❹ 交替性注意力

訓練 學習放慢速度、一次做一件事。

預期改善目標 集中火力，穩健確實地將事情依序做好。

❺ 分配性注意力

訓練 維持工作環境安靜、布置簡單、避免密密麻麻；
在書上畫重點，力求簡明、一目瞭然。

預期改善目標 能聚焦在主要工作項目，避免因其他事物而
分神。

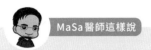 MaSa醫師這樣說

測試大腦的執行功能——斯特魯普實驗

　　這是透過字色及字義，來了解你會將注意力擺在哪個向度的測驗。找一位朋友幫你計時，在喊開始後，盡量正確且快速地逐一唸出下圖中，每個「方形色塊」的顏色，並記錄所花費的時間。接著，再次開始計時後，正確且快速地逐一唸出下圖各文字的「顏色」。請注意，要唸出的不是這些文字的「字義」，而是「它們的顏色」，同樣需記錄花費的時間。

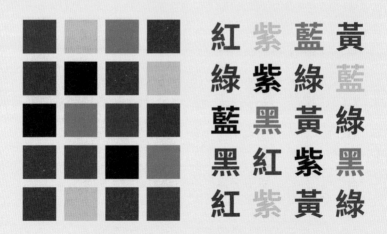

斯特魯普實驗

| 附錄一 |

成人自填量表（ASRS）症狀檢核表

病人姓名　　　　　　　　　今天日期

請回答以下的問題，並使用表格右側的頻率尺度，去評量自己在每項準則中的表現。回答問題時，請圈選最能描述你過去六個月中的感受與行為的正確代碼。並請於約診時，將完成的檢核表拿給治療醫師並討論。

從不 1	很少 2	有時 3	常常 4	非常頻繁 5	分數
1. 當必須進行一件枯燥或困難的計畫時，你會多常粗心犯錯？					
2. 當正在做枯燥或重複性的工作時，你多常有持續專注的困難？					
3. 即使有人直接對你說話，你會多常有困難專注於別人跟你講話的內容？					
4. 一旦完成任何計畫中最具挑戰的部分之後，你多常有完成計畫最後細節的困難？					
5. 當必須從事需要有組織規劃性的任務時，你會多常有困難井然有序地去做？					

從不 1	很少 2	有時 3	常常 4	非常頻繁 5	分數
6. 當有一件需要多費心思考的工作時，你會多常逃避或是延後開始去做？					
7. 在家裡或是在工作時，你會多常沒有把東西放對地方或是找不到東西？					
8. 你會多常因身旁的活動或聲音而分心？					
9. 你多常不記得約會或是必須要做的事？					
A 部分　總計					
10. 當你必須長時間坐著時，你會多常坐不安穩或扭動手腳？					
11. 你會多常在開會或其他被期待坐好的場合中離開座位？					
12. 你會多常覺得靜不下來或煩躁不安？					
13. 當有自己獨處的時間時，你會多常覺得有困難使自己平靜和放鬆？					
14. 你會多常像被馬達所驅動一樣，覺得自己過度地活躍，不得不做點事情？					
15. 在社交場合中，你多常會發現自己話講得太多？					

從不 1	很少 2	有時 3	常常 4	非常頻繁 5	分數
16. 當與他人交談時，你會多常在別人還沒把話講完前就插嘴，或替對方把話講完？					
17. 在需要輪流排隊的場合時，你會多常有困難依序等待？					
18. 你會多常在別人忙碌時，打斷對方做事？					
				B 部分　總計	

資料來源：世界衛生組織

| 參考書目 |

1. Huang CL, Wang JJ, Ho CH*: Trends in incidence rates of diagnosed attention-deficit/hyperactivity disorder (ADHD) over 12 years in Taiwan: A nationwide population-based study. Psychiatry Research 2020 Jan 14;284:112792. doi: 10.1016/j.psychres.2020.112792.
2. Huang CL, Weng SF, Ho CH*: Gender ratios of administrative prevalence and incidence of attention-deficit/hyperactivity disorder (ADHD) across the lifespan: A nationwide population-based study in Taiwan. Psychiatry Research 2016; 244:382-387.
3. Huang CL, Chu CC, Cheng TJ, Weng SF*: Epidemiology of Treated Attention-Deficit/Hyperactivity Disorder (ADHD) across the Lifespan in Taiwan: A Nationwide Population-Based Longitudinal Study. PLoS One 2014; 9(4):e95014.

筆記欄

寫下你對成人 ADHD 的疑問，可於就診時和醫師討論。

筆記欄

寫下你對成人 ADHD 的疑問，可於就診時和醫師討論。

健康力

我不是故意的！成人也有ADHD

專業ADHD醫師陪你解決各種困擾，找回穩定的生活方式

2022年3月初版　　　　　　　　　　　　　定價：新臺幣360元
有著作權・翻印必究
Printed in Taiwan.

著　　者	黃	隆	正
叢書主編	陳	永	芬
校　　對	陳	佩	伶
文字協力	許	景	理
內文排版	葉	若	蒂
內文插圖	莊	欽	吉
封面設計	謝	佳	穎

出　版　者	聯經出版事業股份有限公司	副總編輯	陳	逸	華
地　　　址	新北市汐止區大同路一段369號1樓	總　編　輯	涂	豐	恩
叢書主編電話	（02）86925588轉5306	總　經　理	陳	芝	宇
台北聯經書房	台北市新生南路三段94號	社　　　長	羅	國	俊
電　　　話	（02）23620308	發　行　人	林	載	爵
台中分公司	台中市北區崇德路一段198號				
暨門市電話	（04）22312023				
台中電子信箱	e-mail：linking2@ms42.hinet.net				
郵政劃撥帳戶第	0100559-3號				
郵　撥　電　話	（02）23620308				
印　刷　者	文聯彩色製版印刷有限公司				
總　經　銷	聯合發行股份有限公司				
發　行　所	新北市新店區寶橋路235巷6弄6號2樓				
電　　　話	（02）29178022				

行政院新聞局出版事業登記證局版臺業字第0130號

本書如有缺頁，破損，倒裝請寄回台北聯經書房更換。　ISBN　978-957-08-6227-0 (平裝)
聯經網址：www.linkingbooks.com.tw
電子信箱：linking@udngroup.com

國家圖書館出版品預行編目資料

我不是故意的！成人也有ADHD：專業ADHD醫師陪你解決
各種困擾，找回穩定的生活方式/黃隆正著. 初版 . 新北市 . 聯經 .
2022年3月 . 224面 . 14.8×2公分（健康力）
ISBN　978-957-08-6227-0（平裝）

1.CST：注意力缺失　2.CST：過動症

415.9894　　　　　　　　　　　　　　　　111001525